《"十四五"国民健康规划》
辅导读本

国家卫生健康委员会　编写

马晓伟　主编

人民卫生出版社

·北京·

图书在版编目（CIP）数据

《"十四五"国民健康规划》辅导读本 / 国家卫生健康委员会编写；马晓伟主编 . —北京：人民卫生出版社，2023.10

ISBN 978-7-117-35292-5

Ⅰ.①十…　Ⅱ.①国…　②马…　Ⅲ.①医疗保健事业 – 研究 – 中国　Ⅳ.①R199.2

中国国家版本馆 CIP 数据核字（2023）第 191832 号

人卫智网　www.ipmph.com　医学教育、学术、考试、健康，
　　　　　　　　　　　　　　　购书智慧智能综合服务平台
人卫官网　www.pmph.com　　人卫官方资讯发布平台

《"十四五"国民健康规划》辅导读本
《"Shisiwu" Guomin Jiankang Guihua》Fudao Duben

编　　写：国家卫生健康委员会
主　　编：马晓伟
出版发行：人民卫生出版社（中继线 010-59780011）
地　　址：北京市朝阳区潘家园南里 19 号
邮　　编：100021
E - mail：pmph @ pmph.com
购书热线：010-59787592　010-59787584　010-65264830
印　　刷：北京盛通印刷股份有限公司
经　　销：新华书店
开　　本：710×1000　1/16　印张：16
字　　数：165 千字
版　　次：2023 年 10 月第 1 版
印　　次：2023 年 11 月第 1 次印刷
标准书号：ISBN 978-7-117-35292-5
定　　价：59.00 元

打击盗版举报电话：010-59787491　E-mail：WQ @ pmph.com
质量问题联系电话：010-59787234　E-mail：zhiliang @ pmph.com
数字融合服务电话：4001118166　　E-mail：zengzhi @ pmph.com

本书编委会

主　编　马晓伟

副主编　于学军

编　委（按姓氏笔画排序）

目　录

"十四五"国民健康规划

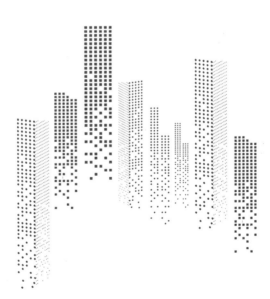

　　为全面推进健康中国建设，根据《中华人民共和国国民经济和社会发展第十四个五年规划和 2035 年远景目标纲要》、《"健康中国 2030"规划纲要》，编制本规划。

一、规划背景

　　"十三五"时期，以习近平同志为核心的党中央把保障人民健康放在优先发展的战略位置，作出实施健康中国战略的决策部署。党中央、国务院召开全国卫生与健康大会，印发《"健康中国 2030"规划纲要》。国务院印发《关于实施健康中国行动的意见》。各地各有关部门认真贯彻落实，扎实推进健康中国建设，启动实施健康中国行动，深入开展爱国卫生运动，持续完善国民健康政策。重大疾病防治成效显著，居民健康素养水平从 10.25% 提高到 23.15%，人均基本公共卫生服务经费补助标准提高到 74 元，多数疫苗可预防传染病发病率降至历史最低水平，重大慢性病过早死亡率呈现下降趋势。重点人群健康服务不断完善，危重孕产妇和新生儿救治转运体系基本建立，儿童青少年近视监测和干预持续加强，老年健康与医养结合服务列入基本公共卫生服务。医药卫生体制改革深入推进，公立医院综合改革全面推开，药品和医用耗材加成全部取消，二级以上公立医院绩效考核全面实施；职工基本医疗保险、城乡居民基本医疗保险政策范围内住院费用支付比例分别稳定在 80% 和 70% 左右；基本药物数量从 520 种增加到 685 种，药品集中带量采购改革形成常态化机制，国家集中采购中选药品价格平均下降 53%；医疗卫生服务体系不断完善，分级诊疗制度建设有序推进；社会办医稳步发展，健康产业规模显著扩大。健康扶贫任务全面完成，832 个脱贫县县级医院服务能力全面提升，远程医疗服务覆盖全部脱贫县并向乡镇卫生院延伸，历史性消除脱贫地区乡村医疗卫生机构和人员"空白点"；大病专项救治病种扩大到 30 种，高血压等 4 种慢性病患者优先纳入家庭医生签约服务，2 000 多万贫困患者得到分类救治，近 1 000 万因病致贫返贫户成功脱贫，基本医疗有保障全面实现。中医药服务体系持续完善，独特优势日益彰显。

经过努力，人民健康水平不断提高。2015 年至 2020 年，人均预期寿命从 76.34 岁提高到 77.93 岁，婴儿死亡率从 8.1‰ 降至 5.4‰，5 岁以下儿童死亡率从 10.7‰ 降至 7.5‰，孕产妇死亡率从 20.1/10 万降至 16.9/10 万，主要健康指标居于中高收入国家前列，个人卫生支出占卫生总费用的比重下降到 27.7%。同时也应看到，我国仍面临多重疾病威胁并存、多种健康影响因素交织的复杂局面。全球新冠肺炎疫情仍处于大流行状态，新发突发传染病风险持续存在，一些已经控制或消除的传染病面临再流行风险。慢性病发病率上升且呈年轻化趋势，患有常见精神障碍和心理行为问题人数逐年增多，食品安全、环境卫生、职业健康等问题仍较突出。同时，人口老龄化进程加快，康复、护理等需求迅速增长。优生优育、婴幼儿照护服务供给亟待加强。需要加快完善国民健康政策，持续推进健康中国建设，不断满足人民群众日益增长的健康需求。

二、总体要求

（一）**指导思想**。坚持以习近平新时代中国特色社会主义思想为指导，全面贯彻党的十九大和十九届历次全会精神，统筹推进"五位一体"总体布局，协调推进"四个全面"战略布局，认真落实党中央、国务院决策部署，坚持稳中求进工作总基调，立足新发展阶段，完整、准确、全面贯彻新发展理念，构建新发展格局，把人民群众生命安全和身体健康放在第一位，贯彻新时代党的卫生健康工作方针，全面推进健康中国建设，实施积极应对人口老龄化国家战略，加快实施健康中国行动，深化医药卫生体制改革，持续推动发展方式从以治病为中心转变为以人民健康为中心，为群众提供全方位全周期健康服务，不断提高人民健康水平。

（二）**基本原则**。

健康优先，共建共享。加快构建保障人民健康优先发展的制度体系，推动把健康融入所有政策，形成有利于健康的生活方式、生产方式，完善政府、社会、个人共同行动的体制机制，形成共建共治共享格局。

预防为主，强化基层。把预防摆在更加突出的位置，聚焦重大疾病、主要健康危险因素和重点人群健康，强化防治结合和医防融合。坚持以基层为重点，推动资源下沉，密切上下协作，提高基层防病治病和健康管理能力。

提高质量，促进均衡。把提高卫生健康服务供给质量作为重点，加快优质医疗卫生资源扩容和区域均衡布局，不断提升基本医疗卫生服务公平性和可及性，缩小城乡、区域、人群之间资源配置、服务能力和健康水平差异。

改革创新，系统整合。坚持基本医疗卫生事业公益性，破除重点领域关键环节体制机制障碍。统筹发展和安全，提高重大风险防范处置能力。统筹预防、诊疗、康复，优化生命全周期、健康全过程服务。发挥中医药独特优势，促进中西医相互补充、协调发展。

（三）**发展目标。**到2025年，卫生健康体系更加完善，中国特色基本医疗卫生制度逐步健全，重大疫情和突发公共卫生事件防控应对能力显著提升，中医药独特优势进一步发挥，健康科技创新能力明显增强，人均预期寿命在2020年基础上继续提高1岁左右，人均健康预期寿命同比例提高。

——**公共卫生服务能力显著增强。**基本建成能有效应对重大疫情和突发公共卫生事件、适应国家公共卫生安全形势需要的强大公共卫生体系，早期监测、智能预警、快速反应、高效处置、综合救治能力显著提升。

——**一批重大疾病危害得到控制和消除。**艾滋病疫情继续控制在低流行水平，结核病发病率进一步降低，寄生虫病、重点地方病和人畜共患病危害持续得到控制和消除，重大慢性病发病率上升趋势得到遏制，心理相关疾病发生的上升趋势减缓，严重精神障碍、职业病得到有效控制。

——医疗卫生服务质量持续改善。基层医疗卫生服务能力不断提升,全方位全周期健康服务体系逐步健全,分级诊疗格局逐步构建,中医药特色优势进一步彰显。

——医疗卫生相关支撑能力和健康产业发展水平不断提升。适应行业特点的医学教育和人才培养体系逐步健全,卫生健康科技创新能力进一步增强,卫生健康信息化建设加快推进,健康服务、医药制造等健康产业持续发展。

——国民健康政策体系进一步健全。卫生健康法律法规体系更加完善,医药卫生体制改革持续深化,保障人民健康优先发展的制度体系和健康影响评价评估制度逐步建立,卫生健康治理能力和治理水平进一步提升。

表1 主要发展指标

领域	主要指标	2020 年	2025 年	性质
健康水平	人均预期寿命(岁)	77.93	提高 1 岁	预期性
	人均健康预期寿命(岁)	—	同比例提高	预期性
	孕产妇死亡率(1/10 万)	16.9	≤14.5	预期性
	婴儿死亡率(‰)	5.4	≤5.2	预期性
	5 岁以下儿童死亡率(‰)	7.5	≤6.6	预期性
	重大慢性病过早死亡率(%)	16.0	≤15.0	预期性
健康生活	居民健康素养水平(%)	23.15	25.0	预期性
	经常参加体育锻炼人数比例(%)	37.2	38.5	预期性
	15 岁以上人群吸烟率(%)	25.8	23.3	预期性

续表

领域	主要指标	2020 年	2025 年	性质
健康服务	孕产妇系统管理率和 3 岁以下儿童系统管理率(%)	>85	>85	预期性
	以乡(镇、街道)为单位适龄儿童免疫规划疫苗接种率(%)	>90	>90	约束性
	严重精神障碍管理率(%)	87	≥90	约束性
	全国儿童青少年总体近视率(%)	52.7	力争每年降低 0.5 个百分点以上	约束性
	设置中医临床科室的二级以上公立综合医院比例(%)	86.75	90	预期性
健康保障	个人卫生支出占卫生总费用的比重(%)	27.7	27	约束性
	职工基本医疗保险政策范围内住院费用基金支付比例(%)	85.2	保持稳定	预期性
	城乡居民基本医疗保险政策范围内住院费用基金支付比例(%)	70	保持稳定	预期性
健康环境	地级及以上城市空气质量优良天数比率(%)	87	87.50	约束性
	地表水达到或好于Ⅲ类水体比例(%)	83.4	85	约束性
	国家卫生城市占比(%)	57.5	持续提升	预期性
健康产业	健康服务业总规模(万亿元)	—	>11.5	预期性

展望 2035 年，建立与基本实现社会主义现代化相适应的卫生健康体系，中国特色基本医疗卫生制度更加完善，人均预期寿命达到 80 岁以上，人均健康预期寿命逐步提高。

三、织牢公共卫生防护网

（一）**提高疾病预防控制能力**。明确各级疾病预防控制机构职责定位，强化疾病预防控制体系军民融合、防治结合、全社会协同，强化上级疾病预防控制机构对下级机构的业务领导和工作协同，强化医疗机构公共卫生责任。落实城乡基层医疗卫生机构疾病预防控制、公共卫生管理服务职责，完善疾病预防控制部门与城乡社区联动机制，夯实联防联控、群防群控的基础。创新医防协同机制，加强疾病预防控制机构对医疗机构疾病预防控制工作的技术指导和监督考核，建立完善人员通、信息通、资源通和监督监管相互制约的机制。探索推进疾病预防控制机构专业人员参与医疗联合体工作，推动县级疾病预防控制机构与县域医共体协同发展。持续完善国家基本公共卫生服务项目和重大传染病防控等项目，优化服务内涵，提高服务质量，实行科学动态调整，做到有进有出，提高防治结合和健康管理服务水平，推进基本公共卫生服务均等化。

（二）**完善监测预警机制**。完善传染病疫情和突发公共卫生事件监测系统，改进不明原因疾病和异常健康事件监测机制，强化公共卫生信息系统与医疗机构信息系统对接协同。充分发挥国家监测预警信息平台作用，探索建立跨区域疫情监测站点，实现不明原因传染病疫情和突发公共卫生事件实时分析、集中研判、及时报告。研究建立完善新发未知传染病多点触发预警机制，依托公共卫生、动物疫病、口岸检疫、食品安全、生态环境等系统拓展信息报告渠道，打通科研院所和第三方检测机构报告渠道，开通社会公众主动报告渠道。压实信息报告责任，明确传染病疫情和突发公共卫生事件的报告内容、程序、方式和时限等具体要求。健全风险评估方法和制度，提高监测分析、综合评价和潜在隐患早期识别能力。

（三）健全应急响应和处置机制。发挥集中统一高效的应急指挥体系作用，完善体制机制，实现监测预警、发现报告、风险评估、信息发布、应急处置和医疗救治等环节职责清晰、无缝对接，确保指令清晰、系统有序、条块畅达、执行有力。构建分层分类、高效实用的应急预案体系。完善传染病疫情和突发公共卫生事件分级应急响应机制，规范决策主体和处置原则，明确相关部门及机构的职责分工和工作机制。提升医务人员早期识别和应急处置水平，完善首诊负责、联合会诊等制度和处置流程，提高各级各类医疗卫生机构规范化处置能力。完善重大疫情医疗废物应急处置机制。依托大型综合医院，建立健全分级分类的卫生应急队伍，提高紧急医学救援能力。建立重大传染病疫情和突发事件国家救援力量整体调动与支援机制。

（四）提高重大疫情救治能力。全面提高二级以上综合医院（含中医医院，下同）感染性疾病科和发热门诊、留观室服务能力，全面提升急诊、重症、呼吸、检验、麻醉、消化、心血管、护理、康复等专科服务能力。提高医疗卫生机构实验室检测能力。依托高水平医疗卫生机构，发挥国家重大传染病防治基地作用，提高辐射带动能力。提高中医疫病防治能力。进一步完善地市级传染病救治网络，提高县级医院传染病检测和诊治能力。强化基层医疗卫生机构传染病防控能力。提升边境地区执法执勤力量科学应对重大疫情能力。加强医疗机构应急物资配置，鼓励企业、机关单位和居民参与储备，建立健全应急物资调配协同联动机制。

专栏 1　构建强大公共卫生体系项目

国家基本公共卫生服务项目：优化服务内涵，提高服务质量。

重大疫情防控救治能力提升：提升监测预警能力、实验室检测能力、应急响应和处置能力、紧急医学救援能力、传染病救治能力、边境地区疫情防控救治能力。

四、全方位干预健康问题和影响因素

（一）普及健康生活方式。

加强健康促进与教育。完善国家健康科普专家库和资源库，构建全媒体健康科普知识发布和传播机制，鼓励医疗机构和医务人员开展健康促进与健康教育。深入开展健康知识宣传普及，提升居民健康素养。开展健康县区建设，国家和省级健康县区比例不低于40%。进一步推进健康促进医院建设，二级以上医院中健康促进医院比例不低于50%。持续推进中小学健康促进专项行动，深化学校健康教育改革，切实保证学校健康教育时间，提升健康教育教学效果。

推行健康生活方式。全面实施全民健康生活方式行动，推进"三减三健"（减盐、减油、减糖，健康口腔、健康体重、健康骨骼）等专项行动。实施《国民营养计划（2017—2030年）》和合理膳食行动，倡导树立珍惜食物的意识和养成平衡膳食的习惯，推进食品营养标准体系建设，健全居民营养监测制度，强化重点区域、重点人群营养干预。开展控烟行动，大力推进无烟环境建设，持续推进控烟立法，综合运用价格、税收、法律等手段提高控烟成效，强化戒烟服务。加强限酒健康教育，控制酒精过度使用，减少酗酒。

开展全民健身运动。深化体卫融合，举办全民健身主题示范活动，倡导主动健康理念，普及运动促进健康知识。构建更高水平的全民健身公共服务体系，推进公共体育场馆和学校体育场馆开放共享，提高健身步道等便民健身场所覆盖面。保障学校体育课和课外锻炼时间。落实国民体质监测制度，推动国民体质监测站点与医疗卫生机构合作，在有条件的社区医疗卫生机构设立科学健身门诊。针对特殊人群开展体育健身指导，加强非医疗健康干预，建立完善运动处方库，推进处方应用。

（二）加强传染病、寄生虫病和地方病防控。

做好重点传染病防控。做好新冠肺炎疫情防控，完善落实常态化防控措施，巩固疫情防控成果。坚持多病共防，进一步加强流感、登革热等重点传染病监测和分析研判，统筹做好人感染禽流感、埃博拉出血热等新发突发传染病防控，有效防控霍乱、手足口病、麻疹等重点传染病疫情。强化鼠疫自然疫源地、重点地区和疫源不明地区动物间鼠疫的监测、疫源性调查、风险评估和及时处置，加强区域鼠疫联防联控。继续将艾滋病疫情控制在低流行水平，突出重点地区、重点人群和重点环节，有效落实宣传教育、综合干预、检测咨询、治疗随访、综合治理等防治措施。全面实施病毒性肝炎防治措施，开展消除丙肝公共卫生危害行动。全面落实结核病防治策略，加强肺结核患者发现和规范化诊疗，实施耐药高危人群筛查，强化基层医疗卫生机构结核病患者健康管理，加大肺结核患者保障力度。实施以传染源控制为主的狂犬病、布病等人畜共患病综合治理，加大动物源头防控力度。

强化疫苗预防接种。加强疫苗可预防传染病监测。稳妥有序做好新冠病毒疫苗接种工作，加强全流程管理，确保接种安全，逐步提高人群接种率。做好流感疫苗供应保障，推动重点人群流感疫苗接种。根据需要适时调整国家免疫规划疫苗种类。加强免疫规划冷链系统管理，提升追溯能力。加大疑似预防接种异常反应监测力度。

巩固重点寄生虫病、地方病防治成果。在血吸虫病流行区坚持以控制传染源为主的综合防治策略，加强黑热病等虫媒传染病防控，实施包虫病综合防治策略，持续保持消除疟疾状态。完善地方病防控策略，确保持续消除碘缺乏危害，保持基本消除燃煤污染型氟砷中毒、大骨节病和克山病危害，有效控制饮水型氟砷中毒、饮茶型地氟病和水源性高碘危害。

（三）强化慢性病综合防控和伤害预防干预。

实施慢性病综合防控策略。加强国家慢性病综合防控示范区建设，到 2025 年覆盖率达到 20%。提高心脑血管疾病、癌症、慢性呼吸系统疾病、糖尿病等重大慢性病综合防治能力，强化预防、早期筛查和综合干预，逐步将符合条件的慢性病早诊早治适宜技术按规定纳入诊疗常规。针对 35 岁以上门诊首诊患者，积极推进二级以下医院和基层医疗卫生机构开展血压普查工作。在医院就诊人群中开展心脑血管疾病机会性筛查。推进机关、企事业单位、公共场所设置免费自助血压检测点，引导群众定期检测。推进"三高"（高血压、高血糖、高血脂）共管，高血压、2 型糖尿病患者基层规范管理服务率达到 65% 以上。将肺功能检查纳入 40 岁以上人群常规体检，推行高危人群首诊测量肺功能，提升呼吸系统疾病早期筛查和干预能力。多渠道扩大癌症早诊早治覆盖范围，指导各地结合实际普遍开展重点癌症机会性筛查。以龋病、牙周病等口腔常见病防治为重点，加强口腔健康工作，12 岁儿童龋患率控制在 30% 以内。强化死因监测、肿瘤随访登记和慢性病与营养监测体系建设，探索建立健康危险因素监测评估制度。逐步建立完善慢性病健康管理制度和管理体系，推动防、治、康、管整体融合发展。

加强伤害预防干预。完善全国伤害监测体系，拓展儿童伤害监测，开发重点伤害干预技术标准和指南。实施交通安全生命防护工程，减少交通伤害事件的发生。加强儿童和老年人伤害预防和干预，减少儿童溺水和老年人意外跌倒。完善产品伤害监测体系，建立健全消费品质量安全事故强制报告制度，加强召回管理，减少消费品安全伤害。

（四）完善心理健康和精神卫生服务。

促进心理健康。健全社会心理健康服务体系，加强心理援助热线的建设与宣传，为公众提供公益服务。加强抑郁症、焦虑障碍、睡眠障碍、儿童心理行为发育异常、老年痴呆等常见精神障碍和心理行为问题干预。完善心理危机干预机制，将心理危机干预和心理援助纳入突发事件应急预案。

提高精神卫生服务能力。推广精神卫生综合管理机制，完善严重精神障碍患者多渠道管理服务。按规定做好严重精神障碍患者等重点人群救治救助综合保障。提高常见精神障碍规范化诊疗能力，鼓励上级精神卫生专业机构为县（市、区、旗）、乡镇（街道）开展远程服务。建立精神卫生医疗机构、社区康复机构及社会组织、家庭相衔接的精神障碍社区康复服务模式。

（五）维护环境健康与食品药品安全。

加强环境健康管理。深入开展污染防治行动，基本消除重污染天气，完善水污染防治流域协同机制，基本消除劣V类国控断面和城市黑臭水体。加强噪声污染治理，全国声环境功能区夜间达标率达到85%。加强噪声对心脑血管、心理等疾病的健康风险研究。加强餐饮油烟治理。持续推进北方地区城市清洁取暖，加强农村生活和冬季取暖散煤替代。开展新污染物健康危害识别和风险评估。强化公共场所及室内环境健康风险评价。完善环境健康风险评估技术方法、监测体系和标准体系，逐步建立国家环境与健康监测、调查和风险评估制度。探索建立重大工程、重大项目健康影响评估技术体系。开展药品环境风险评估制度研究。加强医疗机构内部废弃物源头分类和管理，加快建设地级及以上城市医疗废弃物集中处置设施。加强排放物中粪大肠菌群、肠道病毒等指标监测。提升居民环境与健康素养，构建各方积极参与、协作共建健康环境的格局。

强化食品安全标准与风险监测评估。完善食品安全风险监测与评估工作体系和食品安全技术支持体系，提高食品安全标准和风险监测评估能力。实施风险评估和标准制定专项行动，加快制修订食品安全国家标准，基本建成涵盖从农田到餐桌全过程的最严谨食品安全标准体系，提高食品污染物风险识别能力。全面提升食源性疾病调查溯源能力。

保障药品质量安全。完善国家药品标准体系，推进仿制药质量和疗效一致性评价。建立符合中药特点的质量和疗效评价体系。构建药品和疫苗全生命周期质量管理机制，推动信息化追溯体系建设，实现重点类别来源可溯、去向可追。稳步实施医疗器械唯一标识制度。

（六）深入开展爱国卫生运动。

全面推进卫生城镇和健康城镇建设。深入推进国家卫生城镇创建，优化评审流程，引导推进全域创建和城乡均衡发展。总结推广健康城市试点的有效经验，打造一批健康城市样板，创造健康支持性环境。广泛开展健康县区、健康乡镇和健康细胞（健康村、健康社区、健康企业、健康机关、健康学校、健康促进医院、健康家庭等）建设，培育一批健康细胞建设特色样板。

改善城乡环境卫生。完善城乡环境卫生治理长效机制，提高基础设施现代化水平，统筹推进城乡环境卫生整治。加强城市垃圾和污水处理设施建设，推进城市生活垃圾分类和资源回收利用。推行县域生活垃圾和污水统筹治理，持续开展村庄清洁行动，建立健全农村村庄保洁机制和垃圾收运处置体系，选择符合农村实际的生活污水处理技术，推进农村有机废弃物资源化利用。加快研发干旱寒冷地区卫生厕所适用技术和产品，加强中西部地区农村户用厕所改造，加强厕所粪污无害化处理和资源化利用，务实推进农村厕所革命。实施农村供水保障工程。推进农贸市场标准化建设。强化以环境治理为主、以专业防制为辅的病媒生物防制工作。

创新社会动员机制。推动爱国卫生运动与传染病、慢性病防控等紧密结合，通过爱国卫生月等活动，加大科普力度，倡导文明健康、绿色环保的生活方式。制止餐饮浪费行为，坚决革除滥食野生动物等陋习，推广分餐公筷、垃圾分类投放等生活习惯。促进爱国卫生与基层治理工作相融合，发挥村规民约、居民公约的积极作用，推广居民健康管理互助小组、周末大扫除、卫生清洁日、环境卫生红黑榜、积分兑换等经验，完善社会力量参与机制，培育相关领域社会组织和专业社工、志愿者队伍，推动爱国卫生运动融入群众日常生活。

专栏 2　全方位干预主要健康问题和影响因素项目

重大疾病及危害因素监测: 人禽流感、非典型性肺炎（SARS）监测,鼠疫监测,麻风病监测,流感、手足口病、病毒性腹泻、布病、狂犬病、出血热、登革热等重点传染病监测和评估,疟疾等寄生虫病监测,青少年、成年人、高校大学生烟草流行监测,慢性病与营养监测、肿瘤随访登记、死因监测,饮用水和环境卫生及学生常见病监测,全国伤害监测。

健康促进与教育: 居民健康素养监测,健康素养促进,健康知识进万家,基层健康教育讲堂试点,健康小屋,烟草控制。

重点传染病和地方病防控: 根据需要适时调整国家免疫规划疫苗种类,艾滋病、结核病、包虫病、血吸虫病、地方病防治,鼠疫防控。

慢性病综合防控: 癌症早诊早治,心脑血管疾病、慢性阻塞性肺疾病高危人群筛查干预,口腔疾病综合干预,"三高"（高血压、高血糖、高血脂）共管,糖尿病高危人群干预试点,糖尿病患者并发症早期筛查试点。

心理健康和精神卫生促进: 精神障碍管理治疗,农村癫痫防治管理,精神科医师转岗培训,心理治疗师培训,心理援助热线建设。

环境健康促进: 公共卫生危害治理,饮用水、公共场所、人体生物监测等环境健康监测,消毒支撑体系建设。

食品安全: 食品安全风险监测评估,食品安全国家标准制修订。

爱国卫生: 卫生城镇创建,健康县区、健康细胞建设。

五、全周期保障人群健康

（一）完善生育和婴幼儿照护服务。

优化生育服务与保障。实施三孩生育政策，完善相关配套支持措施。继续做好生育保险对参保女职工生育医疗费用、生育津贴待遇等的保障，做好城乡居民医保参保人生育医疗费用保障，减轻生育医疗费用负担。做好生育咨询指导服务。推进"出生一件事"联办。完善国家生命登记管理制度，建立人口长期均衡发展指标体系，健全覆盖全人群、全生命周期的人口监测体系和预测预警制度。发挥计生协会组织作用，深入开展家庭健康促进行动。对全面两孩政策实施前的独生子女家庭和农村计划生育双女家庭，继续实行现行各项奖励扶助制度和优惠政策。动态调整扶助标准，建立健全计划生育特殊家庭全方位帮扶保障制度。支持有资质的社会组织接受计划生育特殊家庭委托，开展生活照料、精神慰藉等服务，依法代办入住养老机构、就医陪护等事务。

促进婴幼儿健康成长。完善托育服务机构设置标准和管理规范，建立健全备案登记、信息公示和质量评估等制度，加快推进托育服务专业化、标准化、规范化。研究制定托育从业人员学历教育和相关职业标准，提高保育保教质量和水平。鼓励和引导社会力量提供普惠托育服务，发展集中管理运营的社区托育服务网络，完善社区婴幼儿活动场所和设施。支持有条件的用人单位单独或联合相关单位在工作场所为职工提供托育服务。加强对家庭的婴幼儿早期发展指导，研究出台家庭托育点管理办法，支持隔代照料、家庭互助等照护模式，鼓励专业机构和社会组织提供家庭育儿指导服务。支持"互联网＋托育服务"发展，打造一批关键共性技术网络平台及直播教室，支持优质机构、行业协会开发公益课程，增强家庭的科学育儿能力。加强婴幼儿照护服务机构的卫生保健工作，预防控制传染病，降低常见病的发病率，保障婴幼儿的身心健康。

（二）保护妇女和儿童健康。

改善优生优育全程服务。实施母婴安全行动提升计划，全面落实妊娠风险筛查与评估、高危孕产妇专案管理、危急重症救治、孕产妇死亡个案报告和约谈通报等母婴安全五项制度，提供优质生育全程医疗保健服务。实施出生缺陷综合防治能力提升计划，构建覆盖城乡居民，涵盖婚前、孕前、孕期、新生儿和儿童各阶段的出生缺陷防治体系。加强婚前保健，推广婚姻登记、婚育健康宣传教育、生育指导"一站式"服务，为拟生育家庭提供科学备孕指导、孕前优生健康检查和增补叶酸指导服务，加强产前筛查和产前诊断。到 2025 年，孕前优生健康检查目标人群覆盖率不低于 80%，产前筛查率不低于 75%，新生儿遗传代谢性疾病筛查率达到 98% 以上。强化先天性心脏病、听力障碍、苯丙酮尿症、地中海贫血等重点疾病防治，推动围孕期、产前产后一体化管理服务和多学科诊疗协作。医疗卫生机构开展孕育能力提升专项攻关，规范人类辅助生殖技术应用，做好不孕不育诊治服务。支持妇幼保健机构整合预防保健和临床医疗服务。

　　加强妇女健康服务。发展妇女保健特色专科，提高服务能力，针对青春期、育龄期、孕产期、更年期和老年期妇女的健康需求，提供女性内分泌调节、心理、营养等预防保健服务以及妇女常见疾病治疗等涵盖生理、心理和社会适应的整合型医疗保健服务。促进生殖健康服务，推进妇女宫颈癌、乳腺癌防治，进一步提高筛查率和筛查质量。

　　促进儿童和青少年健康。实施母乳喂养促进行动，开展婴幼儿养育专业指导，加强婴幼儿辅食添加指导，实施学龄前儿童营养改善计划，降低儿童贫血患病率和生长迟缓率。实施健康儿童行动提升计划，完善儿童健康服务网络，建设儿童友好医院，加强儿科建设，推动儿童保健门诊标准化、规范化建设，加强儿童保健和医疗服务。加强对儿童青少年贫血、视力不良、肥胖、龋齿、心理行为发育异常、听力障碍、脊柱侧弯等风险因素和疾病的筛查、诊断和干预。指导学校和家长对学生实施防控综合干预，抓好儿童青少年近视防控。加强儿童心理健康教育和服务，强化儿童孤独症筛查和干预。推广青春健康教育工作，开展青少年性与生殖健康教育。统筹推进各级疾病预防控制机构学校卫生队伍和能力建设，加强对辖区学校卫生工作的指导。开展儿童健康综合发展示范县（市、区、旗）创建活动。

　　（三）促进老年人健康。

　　强化老年预防保健。开发老年健康教育科普教材，开展老年人健康素养促进项目，做好老年健康教育。加强老年期重点疾病的早期筛查和健康管理，到2025年，65岁及以上老年人城乡社区规范健康管理服务率达到 65% 以上。实施老年人失能预防与干预、老年人心理关爱、老年口腔健康、老年营养改善和老年痴呆防治等行动，延缓功能衰退。

提升老年医疗和康复护理服务水平。推动开展老年人健康综合评估和老年综合征诊治，促进老年医疗服务从单病种向多病共治转变。到 2025 年，二级以上综合医院设立老年医学科的比例达到 60% 以上。完善从居家、社区到专业机构的长期照护服务模式。提升基层医疗卫生机构康复护理服务能力，开展老年医疗照护、家庭病床、居家护理等服务，推动医疗卫生服务向社区、家庭延伸。支持有条件的医疗机构与残疾人康复机构等开展合作。稳步扩大安宁疗护试点。

提升医养结合发展水平。健全医疗卫生机构和养老服务机构合作机制，为老年人提供治疗期住院、康复期护理、稳定期生活照料、安宁疗护一体化的服务。进一步增加居家、社区、机构等医养结合服务供给。鼓励农村地区通过托管运营、毗邻建设、签约合作等多种方式实现医养资源共享。开展医养结合示范项目，提升服务质量和水平。

（四）加强职业健康保护。

强化职业健康危害源头防控和风险管控。建立健全职业病和职业病危害因素监测评估制度，扩大主动监测范围，到 2025 年，工作场所职业病危害因素监测合格率达到 85% 以上。开展尘肺病筛查和新兴行业及工作相关疾病等职业健康损害监测。完善用人单位职业健康信息及风险评估基础数据库，构建职业病危害风险分类分级、预测预警和监管机制,对职业病危害高风险企业实施重点监管。强化重点行业职业病危害专项治理。鼓励企业完善职业病防护设施,改善工作场所劳动条件。

完善职业病诊断和救治保障。健全职业病诊断与鉴定制度,优化诊断鉴定程序。强化尘肺病等职业病救治保障,实施分类救治救助,对未参加工伤保险且用人单位不存在或无法确定劳动关系的尘肺病患者,按规定落实基本医疗保障和基本生活救助政策。

加强职业健康促进。推动用人单位开展职工健康管理,加强职业健康管理队伍建设,提升职业健康管理能力。全面提高劳动者职业健康素养,倡导健康工作方式,显著提升工作相关的肌肉骨骼疾病、精神和心理疾病等防治知识普及率。推动健康企业建设,培育一批健康企业特色样板。深入开展争做"职业健康达人"活动。

(五)保障相关重点人群健康服务。

巩固拓展健康扶贫成果同乡村振兴有效衔接。过渡期内保持现有健康帮扶政策总体稳定,调整优化支持政策,健全因病返贫致贫动态监测机制,建立农村低收入人口常态化精准健康帮扶机制。加大对脱贫地区、"三区三州"、原中央苏区、易地扶贫搬迁安置地区等县级医院支持力度,鼓励开展对口帮扶、合作共建医疗联合体,重点提高传染病疫情和突发公共卫生事件监测预警、应急处置和医疗救治能力。加强脱贫地区乡村医疗卫生服务体系达标提质建设,支持采用巡诊派驻等方式保障乡村医疗卫生服务覆盖面,确保乡村医疗卫生机构和人员"空白点"持续实现动态清零。结合脱贫地区实际，推广大病专项救治模式，巩固并逐步提高重点人群家庭医生签约服务覆盖面和服务质量。

维护残疾人健康。加强残疾人健康管理，全面推进残疾人家庭医生签约服务。加强和改善残疾人医疗服务，完善医疗机构无障碍设施，强化残疾人服务设施和综合服务能力建设。建成康复大学，加快培养高素质、专业化康复人才。加强残疾人康复服务，提升康复医疗、康复训练、辅助器具适配等服务质量。建立儿童残疾筛查、诊断、康复救助衔接机制，确保残疾儿童得到及时有效的康复服务。加强残疾人心理健康工作，做好残疾人健康状况评估。贯彻实施《国家残疾预防行动计划（2021—2025年）》。继续开展防盲治盲，推动实施全面眼健康行动。继续推进防聋治聋，提升耳与听力健康水平。

专栏3　生命全周期健康保障项目

优生优育:孕前优生健康检查,基本避孕服务,人口监测体系建设。

妇女儿童健康:妇幼健康监测,0—6岁儿童健康管理,0—6岁儿童孤独症筛查和干预,农村妇女"两癌"(乳腺癌、宫颈癌)筛查,增补叶酸预防神经管缺陷,地中海贫血防治,脱贫地区儿童营养改善,母婴安全和健康儿童行动提升计划,近视、肥胖、脊柱侧弯等学生常见病监测与干预行动、适宜技术试点,农村义务教育学生营养改善计划,学校卫生队伍建设。

职业健康保护：职业病监测，尘肺病患者健康管理，职业性放射性疾病监测，工作场所职业病危害因素监测，医疗机构放射性危害因素监测。

老年健康促进：医院老年医学科、社区护理站建设，安宁疗护试点，老年人失能预防干预。

巩固拓展健康扶贫成果：因病返贫致贫动态监测。

残疾人健康维护：残疾人家庭医生签约，医疗机构无障碍设施建设，残疾人康复服务，防盲治盲，防聋治聋。

六、提高医疗卫生服务质量

（一）优化医疗服务模式。

推行预约诊疗和日间服务。建立健全预约诊疗制度，全面推行分时段预约诊疗和检查检验集中预约服务，有序推进检查检验结果互认。推动三级医院日间手术等服务常态化、制度化，逐步扩大日间手术病种范围，稳步提高日间手术占择期手术的比例。鼓励有条件的医院设置日间病房、日间治疗中心等，为患者提供日间化疗、日间照射治疗等服务。

推广多学科诊疗。针对肿瘤、多系统多器官疾病、疑难复杂疾病等，推动建立多学科诊疗制度。鼓励将麻醉、医学检验、医学影像、病理、药学等专业技术人员纳入多学科诊疗团队，提升综合诊治水平。鼓励医疗机构采取多种方式设置服务协调员，在患者诊疗过程中予以指导协助和跟踪管理。

创新急诊急救服务。优化院前医疗急救网络。继续推进胸痛、卒中、创伤、危重孕产妇救治、危重新生儿和儿童救治等中心建设，为患者提供医疗救治绿色通道和一体化综合救治服务，提升重大急性疾病医疗救治质量和效率。完善智能化调度系统，推动院前医疗急救网络与院内急诊有效衔接，实现患者信息院前院内共享，构建快速、高效、全覆盖的急危重症医疗救治体系。

强化医防融合。依托国家基本公共卫生服务项目，以高血压和2型糖尿病为切入点，实施城乡社区慢性病医防融合能力提升工程，为每个乡镇卫生院和社区卫生服务中心培养1~2名具备医防管等能力的复合型骨干人员，探索建立以基层医生团队为绩效考核单元、以健康结果和居民满意度为导向的考核体系。推动预防、治疗、护理、康复有机衔接，形成"病前主动防，病后科学管，跟踪服务不间断"的一体化健康管理服务。

（二）加强医疗质量管理。

完善医疗质量管理与控制体系。强化医疗质量安全核心制度，健全国家、省、市三级质控组织体系，完善覆盖主要专业和重点病种的质控指标。完善国家、省、医疗机构三级感染监测体系，逐步将基层医疗卫生机构纳入监测。完善诊疗规范和技术指南，全面实施临床路径管理。可以在有条件的医疗联合体内探索建立一体化临床路径，为患者提供顺畅转诊和连续诊疗服务。

优化护理服务。健全护理服务体系，增加护士配备。强化基础护理，实施以病人为中心的责任制整体护理，开展延续护理服务。进一步扩大优质护理服务覆盖面，逐步实现二级以上医院全覆盖。通过培训、指导、远程等方式，在医疗联合体内将优质护理、康复护理、安宁疗护等延伸至基层医疗卫生机构。

提高合理用药水平。完善覆盖全国二级以上医院的合理用药监测系统，逐步将基层医疗卫生机构纳入监测。加强医疗机构药事管理，以抗菌药物、抗肿瘤药物、其他重点监控药物等为重点，加强用药监测和合理用药考核，抗菌药物使用强度符合规定要求。以临床需求为导向，推进药品使用监测和药品临床综合评价体系建设。加强药品不良反应监测。发挥临床药师作用，开设合理用药咨询或药物治疗管理门诊，开展精准用药服务。推动医疗联合体内药学服务下沉，临床药师指导基层医疗卫生机构提高合理用药水平，重点为签约服务的慢性病患者提供用药指导。

加强平安医院建设。严格落实医院安保主体责任，健全涉医矛盾纠纷多元化解机制，构建系统、科学、智慧的医院安全防范体系。建立完善医警数据共享和联动处置机制，依法严厉打击涉医违法犯罪特别是伤害医务人员的暴力犯罪行为。加强医疗服务人文关怀，大力推行医务社工、志愿者服务，构建和谐医患关系。

（三）加快补齐服务短板。

巩固提升基层服务网络。把乡村医疗卫生服务体系纳入乡村振兴战略全局统筹推进，提高县域医疗卫生服务整体水平。采取派驻、邻村延伸服务、流动巡诊等方式，保障乡、村两级医疗卫生服务全覆盖。开展基层卫生健康综合试验区建设。

提升血液供应保障能力。完善采供血网络布局。巩固血液核酸检测全覆盖成果。建立血液应急保障指挥平台，健全巩固常态化全国血液库存监测制度和血液联动保障机制，提高血液应急保障能力。加大无偿献血宣传动员力度，提升献血率。

七、促进中医药传承创新发展

（一）充分发挥中医药在健康服务中的作用。实施中医药振兴发展重大工程。实施中医药健康促进行动，推进中医治未病健康工程升级。提升地市级以上中医医院优势专科和县级中医医院特色专科服务能力，力争全部县级中医医院达到医疗服务能力基本标准。丰富中医馆服务内涵，促进中医适宜技术推广应用。探索有利于发挥中医药优势的康复服务模式。建立和完善国家重大疑难疾病中西医协作工作机制与模式。推进中医药博物馆事业发展，实施中医药文化传播行动，推动中医药文化进校园。发展中医药健康旅游。

（二）夯实中医药高质量发展基础。开展中医药活态传承、古籍文献资源保护与利用。提升中医循证能力。促进中医药科技创新。加快古代经典名方制剂研发。加强中药质量保障，建设药材质量标准体系、监测体系、可追溯体系。推动教育教学改革，构建符合中医药特点的人才培养模式。健全中医医师规范化培训制度和全科医生、乡村医生中医药知识培训机制。

八、做优做强健康产业

（一）推动医药工业创新发展。鼓励新药研发创新和使用，加快临床急需重大疾病治疗药物的研发和产业化，支持优质仿制药研发。加快构建药品快速应急研发生产体系，针对新发突发传染病以及其他涉及国家公共卫生安全的应急需求，加强对防控所需药品和医疗器械应急研发、检验检测、体系核查、审评审批、监测评价等工作的统一指挥与协调。建立国家参考品原料样本和病患信息应急调用机制，完善药品紧急研发攻关机制。深化药品医疗器械审评审批制度改革，对符合要求的创新药、临床急需的短缺药品和医疗器械、罕见病治疗药品等，加快审评审批。强化对经济实惠的精神疾病药物和长效针剂的研发攻坚。

（二）促进高端医疗装备和健康用品制造生产。优化创新医疗装备注册评审流程。开展原创性技术攻关，推出一批融合人工智能等新技术的高质量医疗装备。鼓励有条件的地方建设医疗装备应用推广基地，打造链条完善、特色鲜明的医疗装备产业集群。完善养老托育等相关用品标准体系，支持前沿技术和产品研发应用。围绕健康促进、慢性病管理、养老服务等需求，重点发展健康管理、智能康复辅助器具、科学健身、中医药养生保健等新型健康产品，推动符合条件的人工智能产品进入临床试验。推进智能服务机器人发展，实施康复辅助器具、智慧老龄化技术推广应用工程。

（三）促进社会办医持续规范发展。鼓励社会力量在医疗资源薄弱区域和康复、护理、精神卫生等短缺领域举办非营利性医疗机构。引导促进医学检验中心、医学影像中心等独立设置机构规范发展，鼓励有经验的执业医师开办诊所。增加规范化健康管理服务供给，发展高危人群健康体检、健康风险评估、健康咨询和健康干预等服务。落实行业监管职责，促进社会办医规范发展。

（四）增加商业健康保险供给。鼓励围绕特需医疗、前沿医疗技术、创新药、高端医疗器械应用以及疾病风险评估、疾病预防、中医治未病、运动健身等服务，增加新型健康保险产品供给。鼓励保险机构开展管理式医疗试点，建立健康管理组织，提供健康保险、健康管理、医疗服务、长期照护等服务。在基本签约服务包基础上，鼓励社会力量提供差异化、定制化的健康管理服务包，探索将商业健康保险作为筹资或合作渠道。进一步完善商业长期护理保险支持政策。搭建高水平公立医院及其特需医疗部分与保险机构的对接平台，促进医、险定点合作。加快发展医疗责任险、医疗意外保险，鼓励保险机构开发托育机构责任险和运营相关保险。

（五）推进健康相关业态融合发展。促进健康与养老、旅游、互联网、健身休闲、食品等产业融合发展，壮大健康新业态、新模式。支持面向老年人的健康管理、预防干预、养生保健、健身休闲、文化娱乐、旅居养老等业态深度融合，创新发展健康咨询、紧急救护、慢性病管理、生活照护等智慧健康养老服务。强化国有经济在健康养老领域有效供给。推动健康旅游发展,加快健康旅游基地建设。选择教学科研资源丰富、医疗服务能力强、产业实力雄厚的城市或区域,以高水平医院为基础,完善综合协同政策,打造健康产业集群。

九、强化国民健康支撑与保障

(一)深化医药卫生体制改革。

加快建设分级诊疗体系。加强城市医疗集团网格化布局管理,整合医疗机构和专业公共卫生机构,为网格内居民提供一体化、连续性医疗卫生服务。加快推动县域综合医改,推进紧密型县域医共体建设,推进专科联盟和远程医疗协作网发展。稳步扩大家庭医生签约服务覆盖范围,加强基本公共卫生服务与家庭医生签约服务的衔接,提高签约服务质量。明确各级医疗卫生机构在相关疾病诊疗中的职责分工、转诊标准和转诊程序,形成连续通畅的双向转诊服务路径。推动三级医院提高疑难危重症和复杂手术占比,缩短平均住院日。

推动公立医院高质量发展。健全现代医院管理制度,充分发挥公立医院党委把方向、管大局、作决策、促改革、保落实的领导作用,健全全面预算管理、成本管理、预算绩效管理、内部审计和信息公开机制,推动医院管理科学化、精细化、规范化。全面开展公立医院绩效考核,持续优化绩效考核指标体系和方法。大力弘扬伟大抗疫精神和崇高职业精神,在全社会营造尊医重卫的良好氛围。推进优抚医院改革发展。提高监管场所医疗机构专业化水平。

深化相关领域联动改革。发挥好福建省三明市作为全国医改经验推广基地的作用,加大经验推广力度,按照"腾空间、调结构、保衔接"的路径,加快推进综合改革。健全全民医保制度,开展按疾病诊断相关分组、按病种分值付费,对于精神病、安宁疗护和医疗康复等需要长期住院治疗且日均费用较稳定的疾病推进按床日付费,将符合条件的互联网医疗服务按程序纳入医保支付范围。稳步建立长期护理保险制度。完善药品供应保障体系,扩大药品和高值医用耗材集中采购范围,落实集中采购医保资金结余留用政策,完善短缺药品监测网络和信息直报制度,保障儿童等特殊人群用药。深化医疗服务价格改革,规范管理医疗服务价格项目,建立灵敏有度的价格动态调整机制,优化中医医疗服务价格政策。深化人事薪酬制度改革,落实医疗卫生机构内部分配自主权,建立主要体现岗位职责和知识价值的薪酬体系。

健全医疗卫生综合监管制度。建立健全机构自治、行业自律、政府监管、社会监督相结合的医疗卫生综合监督管理体系,加强对服务要素准入、质量安全、公共卫生、机构运行、医疗保障基金、健康养老、托育服务和健康产业等的监管。积极培育医疗卫生行业组织,在制定行业管理规范和技术标准、规范执业行为、维护行业信誉、调解处理服务纠纷等方面更好发挥作用。提升卫生健康监督执法能力。构建更为严密的医疗卫生机构安全生产责任体系，加强医疗卫生机构危险化学品使用管理，落实医疗卫生机构消防安全管理责任，深入开展从业人员消防安全教育培训。

专栏 4   深化医药卫生体制改革项目

紧密型医疗联合体等网格化布局，公立医院高质量发展，公立医院综合改革示范，公立医院薪酬制度改革，医疗服务价格改革，药品、高值医用耗材集中采购，全国医疗服务成本价格监测网络，地方医改监测评价。

（二）强化卫生健康人才队伍建设。强化医教协同，推进以胜任力为导向的教育教学改革，优化医学专业结构。完善毕业后医学教育制度，支持新进医疗岗位的本科及以上学历临床医师均接受住院医师规范化培训。健全继续医学教育制度。强化基层人才队伍建设，加强全科医生临床培养培训，深入实施全科医生特岗计划、农村订单定向医学生免费培养和助理全科医生培训，有条件的地区探索实施"县聘乡用、乡聘村用"。开发退休医务人员人力资源，支持城市二级以上医院在职或退休医师到乡村医疗卫生机构多点执业或开办诊所。加强乡村卫生人才在岗培训和继续教育。加强疾控骨干人才队伍建设，提升现场流行病学调查等核心能力。完善公共卫生人员准入、使用和考核评价等机制。加强职业卫生复合型人才培养。加强药师队伍建设和配备使用。改革完善医务人员评价机制，坚持分层分类评价，突出品德能力业绩

导向，增加临床工作数量和质量指标，探索试行成果代表作制度，淡化论文数量要求。

（三）加快卫生健康科技创新。推进医学科技创新体系的核心基地建设。新布局一批国家临床医学研究中心，形成覆盖全国的协同研究网络。加强疾病防控和公共卫生科研攻关体系与能力建设，汇聚力量协同开展重大传染病防控全链条研究。面向人民生命健康，开展卫生健康领域科技体制改革试点，启动卫生健康领域科技创新2030—重大项目、"十四五"重点研发计划等国家科技计划，实施"脑科学与类脑研究"等重大项目以及"常见多发病防治研究"、"生育健康及妇女儿童健康保障"等重点专项。健全涉及人的医学研究管理制度，规范生物医学新技术临床研究与转化应用管理。加快推广应用适合基层和边远地区的适宜医疗卫生技术。完善审批程序，加强实验室生物安全管理，强化运行评估和监管。完善高级别病原微生物实验室运行评价和保障体系，完善国家病原微生物菌（毒）种和实验细胞等可培养物保藏体系。

（四）促进全民健康信息联通应用。落实医疗卫生机构信息化建设标准与规范。依托实体医疗机构建设互联网医院，为签约服务重点人群和重点随访患者提供远程监测和远程治疗，推动构建覆盖诊前、诊中、诊后的线上线下一体化医疗服务模式。支持医疗联合体运用互联网技术便捷开展预约诊疗、双向转诊、远程医疗等服务。优化"互联网＋"签约服务，全面对接居民电子健康档案、电子病历，逐步接入更广泛的健康数据，为签约居民在线提供健康咨询、预约转诊、慢性病随访、健康管理、延伸处方等服务。推动"互联网+慢性病（糖尿病、高血压）管理"，实现慢性病在线复诊、处方流转、医保结算和药品配送。推广应用人工智能、大数据、第五代移动通信（5G）、区块链、物联网等新兴信息技术，实现智能医疗服务、个人健康实时监测与评估、疾病预警、慢性病筛查等。指导医疗机构合理保留传统服务方式，着力解决老年人等群体运用智能技术困难的问题。构建权威统一、互联互通的全民健康信息平台，完善全民健康信息核心数据库，推进各级各类医疗卫生机构统一接入和数据共享。探索建立卫生健康、医疗保障、药监等部门信息共享机制，通过全国一体化政务服务平台，实现跨地区、跨部门数据共享。研究制定数据开放清单，开展政府医疗健康数据授权运营试点。严格规范公民健康信息管理使用，强化数据资源全生命周期安全保护。

（五）**完善卫生健康法治体系**。贯彻落实基本医疗卫生与健康促进法，加快推动传染病防治法、突发公共卫生事件应对法、职业病防治法、中医药传统知识保护条例等法律法规的制修订工作，构建系统完备的卫生健康法律体系。加快完善医疗卫生技术标准体系，针对"互联网+医疗健康"等新业态加快标准制修订。加强普法宣传。持续深化卫生健康领域"放管服"改革。

（六）**加强交流合作**。全方位推进卫生健康领域国际合作，推动构建人类卫生健康共同体。完善政策对话与协作机制，深入参与相关国际标准、规范、指南等的研究、谈判与制定。健全跨境卫生应急沟通协调机制。完善我国参与国际重特大突发公共卫生事件应对机制。深化中医药领域国际交流合作。促进"一带一路"卫生健康合作，推进健康丝绸之路建设。创新卫生发展援助与合作模式。深化与港澳台地区卫生健康交流合作。

十、强化组织实施

（一）加强组织领导。加强党对卫生健康工作的领导，强化政府责任，健全部门协作机制，及时细化完善政策措施，完善国民健康政策，推动各项任务落实。加快建立健康影响评价评估制度，推动经济社会发展规划中突出健康目标指标、公共政策制定实施中向健康倾斜、公共资源配置上优先满足健康发展需要。

（二）动员各方参与。强化跨部门协作，发挥工会、共青团、妇联、残联、计生协会等群团组织以及其他社会组织的作用，调动各企（事）业单位、学校、村（社区）积极性和创造性，鼓励相关行业学会、协会等充分发挥专业优势，将卫生健康工作纳入基层治理，引导群众主动落实健康主体责任、践行健康生活方式。

（三）做好宣传引导。发挥基层首创精神，鼓励地方结合实际积极探索创新。及时总结推广地方好的经验和做法，发挥示范引领作用。积极宣传推进健康中国建设相关政策措施，做好信息发布，加强正面宣传和典型报道。加强舆论引导，及时回应社会关切。

（四）强化监测评价。健全卫生健康规划体系，加强不同层级规划衔接。各有关部门要加强对地方的指导。建立健全规划实施监测评价机制，加强监测评估能力建设，对规划实施进行年度监测和中期、末期评估，及时发现和统筹研究解决实施中的问题。

总　论

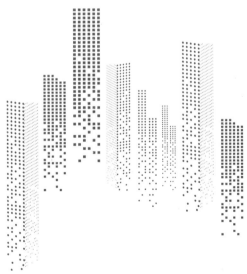

全面推进健康中国建设
为民族伟大复兴打下坚实的健康基础

国家卫生健康委员会党组书记、主任　马晓伟

健康是民族昌盛和国家富强的重要标志，也是广大人民群众的共同追求。党的十九届五中全会作出全面推进健康中国建设的战略部署，提出到 2035 年建成健康中国的远景目标。《中华人民共和国国民经济和社会发展第十四个五年规划和 2035 年远景目标纲要》（以下简称《"十四五"规划纲要》）独立设置"全面推进健康中国建设"章节，作为提升国民素质、促进人的全面发展的重要内容。2022 年 4 月，国务院办公厅印发《"十四五"国民健康规划》（以下简称《规划》），对"十四五"时期全面推进健康中国建设的目标任务进行了细化，为今后一个时期完善国民健康政策、全方位全周期维护和保障人民健康提供了行动纲领。

一、深刻理解、坚决落实习近平总书记关于健康中国系列重要论述精神

党的十八大以来，以习近平同志为核心的党中央从党和国家事业全局和中华民族长远发展出发，作出实施健康中国战略的决

策部署，提出了一系列新理念新思想新要求，深刻指出了健康中国建设的重要意义、战略主题、基本规律和方向路径。新冠病毒感染疫情发生以来，习近平总书记亲自指挥、亲自部署，及时果断作出重大决策、因时因势调整策略，提出了一系列科学论断，这些都是马克思主义中国化时代化最新成果的重要组成部分，是习近平新时代中国特色社会主义思想的重要内容。深刻理解和把握习近平总书记关于健康中国建设系列重要论述精神，对于统筹解决关系国民健康的重大和长远问题、开创卫生健康工作新局面，具有重要指导意义。

（一）准确把握人民健康优先发展这一核心理念和基本要求。健康优先是我们党的性质与宗旨在卫生健康领域的具体体现。正如习近平总书记指出，"我们党从成立起就把保障人民健康同争取民族独立、人民解放的事业紧紧联系在一起"。在 2016 年全国卫生与健康大会上，习近平总书记明确要求"各级党委和政府要增强责任感和紧迫感，把人民健康放在优先发展的战略地位"，强调"健康是幸福生活最重要的指标，健康是 1，其他是后面的 0，没有 1，再多的 0 也没有意义"。新冠病毒感染疫情防控进一步凸显了以习近平同志为核心的党中央坚持人民至上、生命至上，始终把人民生命安全和身体健康放在第一位的坚强决心，总书记反复强调"要把人民健康放在优先发展战略地位，努力全方位全周期保障人民健康"，并要求"加快建立完善制度体系"。健康优先是健康中国的核心理念，坚持健康优先，就是要把提高人民的健康福祉作为发展的重要目的，把保障人民健康作为全面建设社会主义现代化国家的重要内涵和目标任务，加快把健康融入所有政策，形成有利于健康的生活方式、生态环境和经济社会发展方式。

（二）准确把握卫生健康在中国式现代化全局中的基础性地位和重要支撑作用。中国式现代化有别于西方现代化的根本在于以人民为中心的发展理念。早在 2003 年 9 月，习近平同志在浙江工作期间就提出："没有健康就没有小康；没有卫生现代化，就没有整个社会的现代化"。党的十八大以来，习近平总书记先后作出了一系列重要论述，指出"拥有健康的人民意味着拥有更强大的综合国力和可持续发展能力"，强调"经济要发展，健康要上去""人民群众的获得感、幸福感、安全感都离不开健康"，深刻揭示了人民健康与经济社会发展之间的辩证统一关系。2020 年 6 月 2 日，习近平总书记再次强调，"人类健康是社会文明进步的基础"，"人民安全是国家安全的基石"，"在实现'第二个一百年'奋斗目标的历史进程中，发展卫生健康事业始终处于基础性地位，与国家整体战略紧密衔接，发挥着重要支撑作用"，系统阐明了卫生健康事业在党和国家事业全局中的地位和作用。2021 年 3 月，习近平总书记在福建考察时提出"现代化最重要的指标还是人民健康"，用生动的语言再次阐明了健康的基础性地位，标志着我们党对卫生健康重要作用的认识达到了新高度。

（三）准确把握、全面贯彻新时代党的卫生健康工作方针。卫生与健康工作方针是党和政府对卫生与健康事业的总要求，是制定相关政策的基本遵循和根本原则。卫生与健康工作方针同一定时期人民健康需求相适应，针对一定时期卫生与健康事业发展的突出矛盾和问题。2016 年，习近平总书记在全国卫生与健康大会上提出新时代党的卫生健康工作方针：**以基层为重点，以改革创新为动力，预防为主，中西医并重，将健康融入所有政策，人民共建共享**。这 38 字工作方针既与党在不同历史时期的卫生工作方针一脉相承，又体现了新发展理念的科学内涵，具有鲜明的时代特征。

具体而言：**以基层为重点**，就是要进一步推动卫生健康工作重心下移、资源下沉，逐步增强基层防病治病和"健康守门"能力，缩小城乡、地区、人群间基本健康服务和健康水平差距；**以改革创新为动力**，就是要深化医药卫生体制改革，推进卫生健康理论创新、制度创新、管理创新、技术创新，用中国式办法破解世界难题，巩固完善中国特色基本医疗卫生制度；**预防为主**，就是关口前移、防治结合、医防协同，从更多依靠被动治疗向更加有效的疾病预防、更加科学的健康促进拓展，加快构建强大的公共卫生体系；**中西医并重**，就是中医药与西医药优势互补、相互促进；**把健康融入所有政策**，就是要从健康影响因素的广泛性、社会性、整体性出发，树立"大卫生、大健康"理念，将健康作为制定实施各项公共政策的重要考量，将维护人民健康的范畴，从传统的疾病防治拓展到影响健康的各个领域，形成社会整体联动的"大处方"；**人民共建共享**，就是要坚持政府主导与调动社会、个人的积极性相结合，更加强调政府统筹协调责任，更好调动全社会参与的积极性，强化个人健康主体责任，引导形成自主自律、符合自身特点的健康生活方式，构建共建共治共享的社会健康治理共同体，形成热爱健康、追求健康、促进健康的社会氛围。

（四）准确把握卫生健康改革发展的正确方向和道路。习近平总书记在全国卫生与健康大会讲话中指出，"人民健康既是民生问题，也是社会政治问题"，并就事关健康中国建设全局、事关卫生与健康事业改革发展的根本性、方向性问题，正本清源，作出了一锤定音的科学论断。**一是要坚持基本医疗卫生事业的公益性质。**习近平总书记强调，"我们党是全心全意为人民服务的党，我们国家是人民当家作主的社会主义国家，这就决定了我们必须坚持基本医疗卫生事业的公益性"，要求始终以社会效益为最高原则，"无论社会发展到什么程度，我们都要毫不动摇地把公益性写在医疗卫生事业的旗帜上"。要把实现好维护好发展好人民群众健康利益作为医疗卫生事业发展的出发点和落脚点，把为群众提供安全、有效、方便、价廉的公共卫生和基本医疗服务作为基本职责。从社会主义初级阶段基本国情出发，尊重医学科学发展规律，坚持政府主导、公益性主导、公立医院主导，落实政府领导责任、保障责任、管理责任、监督责任，不断完善制度、扩展服务、提高质量，让卫生健康发展成果更多更公平惠及广大人民群众。**二是要坚持提高医疗卫生服务质量和水平。**习近平总书记指出，"基本医疗卫生服务是医疗卫生服务中最基础最核心的部分，应该主要由政府负责保障，全体人民公平获得"。他指出，"基本和非基本的界限是相对的"，随着经济发展、政府保障能力增强、医疗技术不断提高可以逐步扩大范围、提高标准。同时，也要同我国国情和发展阶段相适应，重点是保障人民群众得到基本医疗卫生服务的机会，而不是简单的平均化。

（五）准确把握统筹发展和安全、防范化解突发公共卫生事件风险的底线要求。传染病不仅是人民健康的重大威胁，在百年未有之大变局下也是重要的安全问题。习近平总书记从总体国家安全观出发，将防控新发突发传染病作为生物安全的重大问题，提升到国家战略和综合安全层面统筹谋划，整体部署。2018 年 1 月 5 日，习近平总书记在学习贯彻党的十九大精神专题研讨班开班式上列举了 8 个方面 16 个风险，其中特别讲到"像'非典'那样的重大传染性疾病，也要时刻保持警惕、严密防范"。新冠病毒感染疫情发生以来，习近平总书记多次就构建强大公共卫生体系、提高应对突发公共卫生事件能力等作出指示部署，要求要"坚持常备不懈，将预防关口前移，避免小病酿成大疫"。我们必须坚持总体国家安全观，强化底线思维，增强忧患意识，把应对突发公共卫生事件纳入国家总体安全战略统筹布局，加快构建强大的公共卫生体系，及时化解和处置危害人民生命安全的重大风险。

二、准确把握当前国民健康事业改革发展面临形势

党的十八大以来，以习近平同志为核心的党中央，坚持以人民为中心的发展思想，把人民健康放在优先发展的战略位置，作

出实施健康中国战略的决策部署,召开全国卫生与健康大会,确立新时代卫生与健康工作方针,印发《"健康中国 2030"规划纲要》,国务院启动实施健康中国行动,开启了健康中国建设新征程。全国卫生健康系统以习近平新时代中国特色社会主义思想为指引,坚决贯彻党中央、国务院决策部署,深化医药卫生体制改革取得新成效,国民健康事业获得了长足发展,医疗卫生体系经受住了新冠病毒感染疫情重大考验,卫生健康"十三五"目标基本实现,健康中国建设开局良好。"十四五"时期是"两个一百年"奋斗目标的历史交汇期,也是实施健康中国战略承上启下的关键阶段,需要通过实施五年期规划等,从国家战略层面统筹解决关系健康的重大和长远问题,全面推进健康中国建设。

(一)国民健康事业改革发展成效。

人民健康水平持续提高。着眼于全方位干预健康影响因素、维护全生命周期健康、防控重大疾病,政府、社会、个人协同推进 15 个专项行动,深入开展爱国卫生运动,综合防控儿童青少年近视和肥胖,推广戒烟限酒、适量运动、合理膳食、心理平衡的健康生活习惯,居民健康素养水平从 2015 年的 10.25% 提高到 2021 年的 25.4%,关注健康、追求健康的社会氛围初步形成。从国际上衡量一国居民健康水平的主要指标看,2021 年我国居民人均预期寿命提高到 78.2 岁,婴儿死亡率下降至 5.0‰,5 岁以下儿童死亡率下降至 7.1‰,孕产妇死亡率下降至 16.1/10 万,主要健康指标居于中高收入国家前列,《"健康中国 2030"规划纲要》

2020 年阶段性目标总体如期实现，为全面建成小康社会打下了坚实的健康基础。

公共卫生保障能力不断增强。重大传染病防控策略持续优化，多数疫苗可预防传染病发病率降至历史最低水平，5 岁以下儿童乙型肝炎病毒（HBV）感染率降至 1% 以下，2020 年全国消除疟疾目标如期实现，所有重点地方病县（区）实现控制消除目标，血吸虫病流行县（区）均达到传播控制、阻断或消除标准，包虫病流行基本得到控制。扩大癌症早诊早治覆盖人群，总体癌症 5 年生存率提高到 40.5%，重大慢性病过早死亡率呈现逐年下降趋势。食品安全风险监测基本覆盖所有县（区）并延伸至乡镇。人均基本公共卫生服务经费补助标准提高到 79 元，免费向全体城乡居民提供 12 类国家基本公共卫生服务项目和其他 19 项基本公共卫生服务项目，基本公共卫生服务均等化水平进一步提升。面对突如其来的新冠病毒感染疫情，广大卫生健康工作者冲锋在前、救死扶伤，为取得抗疫斗争重大战略成果作出应有贡献。

覆盖城乡的基本医疗卫生制度基本建立。优化医疗卫生资源配置，2021 年底每千人口医疗卫生机构床位数增长到 6.70 张，每千人口执业（助理）医师数增长到 3.04 人，每千人口注册护士数增长到 3.56 人，每万人口全科医生数增长到 3.08 人。启动国家医学中心和区域医疗中心建设，推进医联体建设和县域综合医改，89.9% 的家庭 15 分钟内能够到达最近的医疗点，县域常见病、多发病就诊率超过 90%，分级诊疗制度建设有序推进。公立医院综合改革全面推开，药品加成和耗材加成全部取消，二级以上公立医院绩效考核全面实施，公立医院薪酬制度改革试点扩大到所有城市。全民医保制度更加健全，职工和城乡居民医保政策范围内住院费用支付比例分别稳定在80%和70%左右。基本药物数量由520种增加到685种。药品集中带量采购改革形成常态化机制，国家集采中选药品价格平均下降53%。建立综合督查制度，实现全国督查全覆盖。卫生筹资结构持续优化，政府卫生投入力度稳中有升，居民个人卫生支出占卫生总费用的比重由2008年医改启动前的40.4%下降到27.7%。

"一老一小"健康服务保障得到加强。贯彻落实党中央关于调整完善生育政策的决策部署，优化生育服务，出生人口性别比持续改善。促进3岁以下婴幼儿照护服务发展，制定托育机构设置标准和管理规范，普惠托育服务专项行动在290多个城市试点实施。母婴安全五项制度巩固落实，危重孕产妇和新生儿救治转运体系基本建立，母婴安全形势保持平稳，出生缺陷综合防治得到全面加强，免费孕前优生健康检查目标人群覆盖率达到93.5%。职业病及危害因素监测延伸至所有县（区），重点职业病监测范围由原来的10种扩大到28种，职业性尘肺病和工业企业职业病危害现状基本摸清，接尘工龄不足5年的劳动者新发尘肺病报告例数占年度报告总例数的比例逐年下降。加强老年健康教育和预防保健，将老年健康与医养结合服务列入国家基本公共卫生服务，大力促进医养结合，为居家老人提供医疗服务的机构达到4万多家。

中医药守正创新发展迈出新步伐。颁布实施《中华人民共和国中医药法》（以下简称《中医药法》），发布《中共中央 国务院关于促进中医药传承创新发展的意见》，召开全国中医药大会，中医药传承创新发展迎来大好发展机遇。2021 年全国 88.3% 的二级以上综合医院设置了中医科，多数县级妇幼保健机构和 99.6% 的社区卫生服务中心、99.1% 的乡镇卫生院、93.0% 的社区卫生服务站、79.9% 的村卫生室能够提供中医药服务，实施文献传承和活态传承并举的中医药学术传承制度，推广中医适宜技术，中西医药优势互补、相互促进，共同维护人民健康。

健康扶贫任务全面完成。围绕"基本医疗有保障"目标，确定县医院能力建设、"县乡一体、乡村一体"机制建设、乡村医疗卫生机构标准化建设 3 个主攻方向，组织三级医院"组团式"帮扶贫困县县医院，832 个贫困县县级医院服务能力全面提升，1 007 家城市三级医院累计派出 11.8 万人次医务人员开展对口帮扶，远程医疗服务覆盖全部贫困县并向乡镇卫生院延伸，历史性消除贫困地区乡村医疗卫生机构和人员"空白点"。大病专项救治病种扩大到 30 种，高血压等 4 种慢性病患者优先纳入家庭医生签约服务，实施贫困地区健康促进三年行动，以"三区三州"为重点加强重大传染病和地方病综合防治，累计救治贫困患者 2 000 多万人，近 1 000 万因病致贫返贫户成功脱贫。

（二）维护与促进国民健康面临的形势与挑战。

人民群众健康需求持续升级。随着经济增长和居民收入水平提高，群众多层次多样化健康需求持续快速增长。一方面，以看病就医为主要表现形式的基本健康需求规模仍维持在较高水平，群众对医疗服务质量和水平的要求日益提高，不但要求看得上病、看得好病，更要求看病更舒心、服务更优质、就诊更便捷，逐步从"病有所医"向"病有良医"升级。另一方面，随着健康素养水平提升，群众健康需求的内涵也在不断扩展，不但要求看得上病、看得好病，更希望不得病、少得病、晚得病，疾病预防和健康管理等需求持续增长，逐步从"看病就医"的单纯治病需求向"增进健康"的多元化需求升级。与需求相比，健康服务供给侧仍然存在薄弱环节，优质医疗卫生资源相对不足、地区之间配置不均衡，卫生人力资源数量与质量都有待提升，基层服务能力相对薄弱，群众跨省跨区域就医问题突出，医疗卫生机构之间以健康为中心的衔接协作机制仍待健全。适应社会主要矛盾变化，满足人民美好生活需要，要求在加快提高卫生健康供给质量和服务水平的同时，加快缩小城乡、区域、人群之间卫生健康资源配置、服务利用和健康水平差异，加快优质医疗卫生资源扩容和区域均衡布局，实现更为优质、更加均衡、更可持续的发展。

多重疾病负担挑战并存。当前，我国依然面临多重疾病负担并存、多种健康影响因素交织的复杂局面。一方面，传统传染病防控形势仍然严峻，另一方面，由于工业化、城镇化、人口老龄化，导致疾病谱、生态环境、生活方式不断变化，国民健康面临新的挑战。经济社会转型中居民生活环境与生活方式快速变化，不合理膳食、烟草使用、有害使用酒精、缺乏身体活动等不健康生活方式居高不下，慢性病发病率上升且呈年轻化趋势，患有常见精神障碍和心理行为问题人数逐年增多，传统与新型职业病危害交织，食品安全、环境卫生等问题依然突出。面对以上挑战，要求进一步强化预防为主方针，健全全社会落实预防为主和把健康融入所有政策的制度体系，聚焦当前和今后一个时期影响国民健康的重大疾病和主要影响因素，聚焦重点人群，关口前移、靶向施策，采取有效干预措施，加快从以治病为中心转变为以健康为中心，努力使群众不生病、少生病，延长健康寿命。

人口老龄化进程加快。根据第七次全国人口普查数据，我国60岁及以上人口达到2.64亿人、占比达到18.7%，其中65岁及以上人口达到1.90亿人、占比达到13.5%。我国老年人口规模大，老龄化速度快，老年人需求结构正在从生存型向发展型转变。随着人口老龄化进程加快，老年人医疗保健、康复、护理等需求将迅速增长，失能、半失能和高龄、空巢老人问题亟待解决。同时，随着生育政策的优化，优生优育、婴幼儿照护服务供给亟待增加。落实积极应对人口老龄化国家战略，要求加快补齐"一老一小"健康服务供给短板，强化全生命周期健康管理，调整优化与老龄化社会相适应的医疗卫生资源配置和服务模式。

公共卫生安全形势复杂严峻。随着全球气候变化和生态脆弱性上升，人类活动范围扩大和跨境流动频繁，全球持续面临传染病暴发流行风险，对人类健康和经济社会可持续发展乃至国家安全构成巨大威胁。我国一些已经控制或消除的传染病面临再流行风险，鼠疫等传统烈性传染病威胁仍然存在，突发公共卫生事件和自然灾害、事故灾难等时有发生，核辐射和生物恐怖威胁不容忽视。要求强化系统观念和底线思维，把公共卫生作为国家安全重要领域，加快构建强大公共卫生体系，建立医防协同有效机制，筑牢国家公共卫生安全屏障。

此外，全球新一轮科技革命与产业变革加速演进，新一代信息网络、人工智能、生物技术等与卫生健康领域深度融合，在应对公共卫生风险和健康挑战、优化医疗模式和引领未来相关产业发展中的地位和作用不断增强，成为国际竞争前沿。卫生健康在全球事务中的作用越来越重要，卫生健康成为推动构建人类命运共同体的重要内容。要求面向人民生命健康加快科技创新，把维护人民健康和国家安全的必备"武器"牢牢抓在自己手里，同时加强全球卫生治理，推动构建人类卫生健康共同体。

三、加大实施力度、确保《规划》各项重点任务落实

《规划》是贯彻落实《"十四五"规划纲要》的国家级专项规划，也是落实《"健康中国 2030"规划纲要》、推进"十四五"时期健康中国建设的阶段性文件。《规划》坚持新发展理念，以健康生活、健康服务、健康保障、健康环境、健康产业为重点，统筹主要健康危险因素、重大疾病和重点人群，在内容上以卫生健康

发展为主体，拓展到体育健身、环境卫生、食品药品安全、医疗保障等与健康直接相关的领域，体现"大卫生、大健康"理念，落实共建共享要求，全面推进健康中国建设重点任务落实，实现更高水平的全民健康。

（一）发挥目标指标引领作用，提高国民健康寿命。《规划》坚持着眼长远与立足当前相结合，围绕国家《"十四五"规划纲要》到2025年"卫生健康体系更加完善，人均预期寿命提高1岁"的近期目标和2035年"建成健康中国"的远景目标，与《"健康中国2030"规划纲要》和健康中国行动相关文件目标任务相衔接，提出了到2025年、2035年两个阶段性目标：到2025年，卫生健康体系更加完善，中国特色基本医疗卫生制度逐步健全，重大疫情和突发公共卫生事件防控应对能力显著提升，中医药独特优势进一步发挥，健康科技创新能力明显增强，人均预期寿命在2020年基础上继续提高1岁左右，人均健康预期寿命同比例提高；展望2035年，建立与基本实现社会主义现代化相适应的卫生健康体系，中国特色基本医疗卫生制度更加完善，人均预期寿命达到80岁以上，人均健康预期寿命逐步提高。

在发展目标基础上，适应人民群众对美好生活的向往，针对当前影响国民健康的主要问题，《规划》围绕总体健康水平、健康生活、健康服务、健康保障、健康环境、健康产业等6个方面设置了21个主要量化指标，其中约束性指标6个、预期性指标15个，使目标任务具体化，工作过程可操作、可衡量、可评估。《规划》首次将"人均健康预期寿命"纳入主要指标，提出"人均健康预期寿命同比例提高"，引导更加突出生命质量、逐步解决"长寿不健康"问题。要发挥主要指标的导向性作用，找出影响主要指标，特别是影响人均预期寿命和健康预期寿命提升的主要因素和短板领域、薄弱环节，加大资源投入和综合干预力度，确保各项指标如期实现。

（二）构建强大公共卫生体系，实现发展更安全。《规划》坚持以安全为底线，把织牢公共卫生防护网、提高风险防范处置能力作为七项重点任务的第一项，提出到 2025 年"基本建成能有效应对重大疫情和突发公共卫生事件、适应国家公共卫生安全形势需要的强大公共卫生体系，早期监测、智能预警、快速反应、高效处置、综合救治能力显著提升"。

一是提高重大疾病预防控制能力。要强化疾病预防控制体系军民融合、防治结合、全社会协同，创新医防协同机制，完善疾病预防控制部门与城乡社区联动机制，持续完善国家基本公共卫生服务项目和重大传染病防控等项目，提高防治结合和健康管理服务水平。

二是完善监测预警机制。完善传染病疫情和突发公共卫生事件监测系统，改进不明原因疾病和异常健康事件监测机制，研究建立完善新发未知传染病多点触发预警机制，实现不明原因传染病疫情和突发公共卫生事件实时分析、集中研判、及时报告，提高监测分析、综合评价和潜在隐患早期识别能力。

三是健全应急响应和处置机制。构建分层分类、高效实用的应急预案体系，完善传染病疫情和突发公共卫生事件分级应急响应机制，建立健全分级分类的卫生应急队伍，发挥集中统一高效的应急指挥体系作用，实现监测预警、发现报告、风险评估、信息发布、应急处置和医疗救治等环节职责清晰、无缝对接。

四是提高重大疫情救治能力。全面提高二级以上综合医院感染性疾病科和发热门诊、留观室服务能力，全面提升急诊、重症、呼吸、检验、麻醉、消化、心血管、护理、康复等专科服务能力，完善地市级传染病救治网络，提高县级医院传染病检测和诊治能力和基层医疗卫生机构传染病防控能力。

（三）全方位全周期维护人民健康，实现生活更健康。《规划》针对居民主要健康问题和影响因素，聚焦重点人群，优化重大疾病防控策略措施，强化预防为主和防治结合，加快健康中国专项行动实施，努力控制和消除一批重大疾病危害。《规划》提出，到 2025 年"艾滋病疫情继续控制在低流行水平，结核病发病率进一步降低，寄生虫病、重点地方病和人畜共患病危害持续得到控制和消除，重大慢性病发病率上升趋势得到遏制，心理相关疾病发生的上升趋势减缓，严重精神障碍、职业病得到有效控制"。

一是立足全人群，全方位干预健康问题和影响因素。普及健康生活方式，完善国家健康科普专家库和资源库，构建全媒体健康科普知识发布和传播机制，全面实施全民健康生活方式行动，提升居民健康素养，合理膳食、适量运动、戒烟限酒、心理平衡，有效控制影响健康的生活行为因素；加强传染病、寄生虫病和地方病防控，做好新冠病毒感染疫情防控，完善落实常态化防控措施，巩固疫情防控成果；强化慢性病综合防控和伤害预防干预，强化心脑血管疾病、癌症、慢性呼吸系统疾病、糖尿病等重大慢性病预防、早期筛查和综合干预，逐步建立完善慢性病健康管理制度和管理体系，推动防、治、康、管整体融合发展，实施交通安全生命防护工程，加强儿童和老年人伤害预防和干预；完善心理健康和精神卫生服务，健全社会心理健康服务体系，加强抑郁症、焦虑障碍、睡眠障碍、儿童心理行为发育异常、老年痴呆等常见精神障碍和心理行为问题干预，提高精神卫生服务能力；维护环境健康与食品药品安全，提高食品安全标准与风险监测评估能力，保障药品质量安全；深入开展爱国卫生运动，全面推进卫生城镇和健康城镇建设，打造一批健康城市样板和健康细胞建设特色样板，完善城乡环境卫生治理长效机制，统筹推进城乡环境卫生整治。

二是覆盖全生命周期，优化从胎儿到生命终点的全程健康服务与保障。围绕"一小"：实施母婴安全行动提升计划，提供优质生育全程医疗保健服务。实施出生缺陷综合防治能力提升计划，构建覆盖城乡居民，涵盖婚前、孕前、孕期、新生儿和儿童各阶段的出生缺陷防治体系。完善托育服务机构设置标准和管理规范，加快推进托育服务专业化、标准化、规范化。实施母乳喂养促进行动，实施学龄前儿童营养改善计划，实施健康儿童行动提升计划，加强对儿童青少年视力不良、肥胖、龋齿、心理行为发育异常等风险因素和疾病的筛查、诊断和干预，抓好儿童青少年近视防控，促进儿童和青少年健康。**围绕"一老"**：加强老年期重点疾病的早期筛查和健康管理，实施老年人失能预防与干预、老年人心理关爱、老年口腔健康、老年营养改善和老年痴呆防治等行动，延缓功能衰退。推动开展老年人健康综合评估和老年综合征诊治，提升老年医疗和康复护理服务水平。提升医养结合发展水平，为老年人提供治疗期住院、康复期护理、稳定期生活照料、安宁疗护一体化的服务。同时，加强职业健康保护，强化职业健康危害源头防控和风险管控，完善职业病诊断和救治保障，推动用人单位开展职工健康管理、推动健康企业建设。巩固拓展健康扶贫成果同乡村振兴有效衔接，建立农村低收入人口常态化精准健康帮扶机制。加强残疾人健康管理和康复服务，维护残疾人健康。

（四）**全过程提高医疗卫生服务质量，实现服务更优质。**《规划》将优化健康服务作为重点，围绕加快优质医疗扩容和区域均衡布局、补齐短板领域和薄弱环节、转变医疗服务模式、促进中医药传承创新发展、做优做强健康产业提出了一系列任务安排，努力实现医疗服务质量持续改善、健康产业发展水平不断提升。《规划》提出到 2025 年"基层医疗卫生服务能力不断提升，全方位全周期健康服务体系逐步健全，分级诊疗格局逐步构建，中医药特色优势进一步彰显"，"健康服务、医药制造等健康产业持续发展"，"健康服务业总规模不低于 11.5 万亿"。

一是全面提高医疗卫生服务质量，提升群众就医感受。加快优质医疗卫生资源扩容和区域均衡布局，推进国家医学中心和区域医疗中心建设，把乡村医疗卫生服务体系纳入乡村振兴战略全局统筹推进，巩固提升基层服务网络，着力健全医疗卫生服务体系，提升基本医疗卫生服务均等化和同质化水平。同时，优化医疗服务模式，建立健全预约诊疗制度，全面推行分时段预约诊疗，有序推进检查检验结果互认，推动三级医院日间手术等服务常态化、制度化，建立多学科诊疗制度，继续推进胸痛、卒中、创伤、危重孕产妇救治、危重新生儿和儿童救治等中心建设，提升重大急性疾病医疗救治质量和效率。全面实施临床路径管理，逐步实现二级以上医院优质护理服务全覆盖，提高合理用药水平。依托国家基本公共卫生服务项目，以高血压和2型糖尿病为切入点，实施城乡社区慢性病医防融合能力提升工程，推动预防、治疗、护理、康复有机衔接。

二是发挥中医药特色优势，促进传承创新发展。实施中医药振兴发展重大工程，实施中医药健康促进行动，推进中医治未病健康工程升级，提升地市级以上中医医院优势专科和县级中医医院特色专科服务能力，丰富中医馆服务内涵，探索有利于发挥中医药优势的康复服务模式，建立和完善国家重大疑难疾病中西医协作工作机制与模式，夯实中医药高质量发展基础，充分发挥中医药在健康服务中的作用。

三是做优做强健康产业，增加高质量产品和服务供给。鼓励新药研发创新和使用，加快构建药品快速应急研发生产体系，深化药品医疗器械审评审批制度改革，推动医药工业创新发展。开展原创性技术攻关，促进高端医疗装备和健康用品制造生产。落实行业监管职责，促进社会办医规范发展。鼓励围绕特需医疗等服务，增加新型健康保险产品供给。促进健康与养老、旅游、互联网、健身休闲、食品等产业融合发展，壮大健康新业态、新模式。

（五）强化国民健康支撑与保障，实现制度更健全。《规划》以补短板强弱项为重点，强化卫生健康发展支撑与保障，提出到 2025 年"适应行业特点的医学教育和人才培养体系逐步健全，卫生健康科技创新能力进一步增强，卫生健康信息化建设加快推进""医疗卫生相关支撑能力不断提升"。同时，《规划》坚持以制度建设为根本，着力健全国民健康政策体系，提出到 2025 年"卫生健康法律法规体系更加完善，医药卫生体制改革持续深化，保障人民健康优先发展的制度体系和健康影响评价评估制度逐步建立，卫生健康治理能力和治理水平进一步提升"。

一是深化医药卫生体制改革。加强城市医疗集团网格化布局管理，推进紧密型县域医共体建设，稳步扩大家庭医生签约服务覆盖范围、提高签约服务质量，加快建设分级诊疗体系。健全现代医院管理制度，大力弘扬伟大抗疫精神和崇高职业精神，推动公立医院高质量发展。发挥好福建省三明市作为全国医改经验推广基地的作用，加大经验推广力度，深化"医疗、医保、医药"三医联动改革，深化人事薪酬制度改革。建立健全机构自治、行业自律、政府监管、社会监督相结合的医疗卫生综合监督管理体系。

　　二是强化人才队伍、科技创新和信息化等支撑保障。强化医教协同，完善毕业后医学教育制度，健全继续医学教育制度，强化基层人才队伍建设，加强全科医生临床培养培训，加强疾控骨干人才队伍建设，加强药师队伍建设和配备使用。面向人民生命健康，推进医学科技创新体系的核心基地建设，加强疾病防控和公共卫生科研攻关体系与能力建设，启动实施一批卫生健康领域科技创新重大项目，加强实验室生物安全管理。促进全民健康信息联通应用，推动构建覆盖诊前、诊中、诊后的线上线下一体化医疗服务模式。完善政策对话与协作机制，全方位推进卫生健康领域国际合作。

　　三是完善卫生健康法治体系。加快推动《中华人民共和国传染病防治法》(以下简称《传染病防治法》)、《中华人民共和国突发公共卫生事件应对法》(以下简称《突发公共卫生事件应对法》)、《中华人民共和国职业病防治法》(以下简称《职业病防治法》)、《中医药传统知识保护条例》等法律法规的制修订工作，构建系统完备的卫生健康法律体系，加快完善医疗卫生技术标准体系，持续深化卫生健康领域"放管服"改革。

　　四是加强健康优先发展制度保障。加强党对卫生健康工作的领导，强化政府责任，健全部门协作机制。加快建立健康影响评价评估制度，推动经济社会发展规划中突出健康目标指标、公共政策制定实施中向健康倾斜、公共资源配置上优先满足健康发展需要。

推进健康中国建设，是着眼民族未来的长远战略。让我们更加紧密团结在以习近平同志为核心的党中央周围，以《规划》实施为抓手，持续发力、久久为功，不断提升中华民族健康素质，建设健康国家，为实现中华民族伟大复兴的中国梦作出新的贡献！

全力开创健康中国建设新局面

中国医学科学院北京协和医学院党委书记、
副院校长 姚建红

2022 年 4 月 27 日，国务院办公厅发布《规划》，全面总结了我国"十三五"时期卫生健康事业发展重大成就，深入分析了提高国民健康水平面临的新形势，提出了"十四五"时期完善国民健康政策以及持续推进健康中国建设的指导思想、重大战略目标和保障机制等。《规划》体现了全面推进健康中国建设的指导思想、战略导向、治理机制等方面所发生的深刻变化，归纳起来，可以从"一个核心发展理念""三大重点发展方向""五大战略治理机制"来予以认识、理解和阐释。

一、全面体现"健康优先"的核心发展理念

建设健康中国是基本实现社会主义现代化的重要目标。"十四五"时期，需要建立与基本实现社会主义现代化相适应的卫生健康体系，转变发展理念至关重要。《规划》的指导思想和基本原则全面体现了"健康优先"这一核心发展理念，使得卫生健康事业的发展理念具有了更加鲜明的时代特色。

"健康优先"的核心发展理念要求从制度建设层面把健康融入所有政策，加快建立健康影响评价评估制度，在推动经济社会发展规划中突出健康中国建设的各项目标指标，同时在公共政策制定实施中向健康倾斜、公共资源配置上优先满足健康发展需要，并且要以法律法规等形式规范、固化下来，形成长期可遵循、可参照的制度体系，这必将为新时代中国特色社会主义现代化建设提供鲜活的"卫生健康样本"。

把健康融入所有政策要求将"人民健康"作为发展目标、作为检验各项工作成效的"金标准"，全面回应人民群众对美好健康生活的新期待。《规划》提出经常参加体育锻炼人数比例达到38.5%、地级及以上城市空气质量优良天数比率达到87.5%等一系列指标和目标，体现了经济社会发展的最终目的是人的全面发展，体现了"一切为了人民健康"。

二、明确提出健康中国建设重点发展方向

全方位聚焦提高国民健康水平，全面推进健康中国建设，《规划》提出了"织牢公共卫生防护网""提高医疗卫生服务质量""做优做强健康产业"三个重点发展方向，部署了一系列重大举措、系统工程以及重点项目等，成为我国卫生健康事业发展的重要使命。

公共卫生体系更强大。"预防是最经济最有效的健康策略"，结合我国应对新冠病毒感染疫情积累的丰富经验，为有效应对新

发突发传染病风险、已经控制或消除的传染病再流行风险等,《规划》着重强调了从两个方面显著增强公共卫生服务能力,一方面要适应国家公共卫生安全形势,提高重大疫情和突发公共卫生事件应对能力,做好公共卫生事件的监测预警、快速反应、高效处置、综合救治等;另一方面要做好重大传染病、慢性疾病、心理疾病、职业病、寄生虫病、重点地方病和人畜共患病等防控。重点工作抓手包括全方位系统性提高疾病预防控制能力、完善传染病疫情和突发公共卫生事件监测系统、健全应急响应和处置机制、提高重大疫情救治能力、持续完善国家基本公共卫生服务项目和重大传染病防控项目等。

医疗卫生高质量。高质量发展是我国新时期经济社会发展的鲜明特点,也是卫生健康事业发展的"底色基因"。《规划》重点从优化医疗服务模式、加强医疗质量管理、加快补齐服务短板、促进中医药传承创新发展等方面对持续改善医疗卫生服务质量提出了明确的工作要求。重点的举措包括推行预约诊疗和日间服务、推广多学科诊疗、创新急诊急救服务、强化医防融合的一体化健康服务模式、提高合理用药水平、优化护理服务、完善医疗质量管理与控制体系、巩固提升基层服务网络、充分发挥中医药在健康服务中的作用等方面,系统推进医疗卫生高质量发展。

健康产业新发展。健康产业内涵丰富,涉及医药制造业、医疗服务等多个维度,能够通过释放新动能创造发展的新空间,是我国经济体系中新的增长点和支撑点。《规划》提出了做优做强健康产业的明确要求,健康服务业总规模到 2025 年超过 11.5 万亿

元的发展目标。我国卫生健康工作发展实践充分表明，社会力量
是推动卫生健康科技创新、提高供给保障能力的重要组成部分。
《规划》提出的重点举措包括推动医药工业创新发展，解决重大疫
情、重大疾病等药品、疫苗、检验检测技术、重大医疗器械、健
康用品的研发和创新；促进社会办医持续规范发展，鼓励医疗资
源薄弱区域和短缺领域社会办医发展，推进第三方检验检测中心
发展等。另外还包括增加商业健康保险供给、推进健康与养老等
产业融合发展等。

三、充分展现卫生健康治理的新要求

《规划》充分体现了我国新时期提高国民健康水平的治理理念
和治理机制的新变化、新动向，突出表现在卫生健康治理的全面
性、系统性、广泛性、协同性、综合性等方面。

全要素创新。坚持改革创新是卫生健康工作适应新形势、应
对新挑战、解决新问题的基本路径和方法。《规划》提出坚持改革
创新，不断深化医药卫生体制改革，破除重点领域关键环节体制
机制障碍等基本原则；加快卫生健康科技创新等保障和支撑措施。
《规划》的创新理念体现在制度创新、组织创新、创新应用等各个
方面。在制度创新层面，《规划》提出进一步健全国民健康政策体
系，包括加快建设分级诊疗体系，不断推进县域医疗机构的常见
病、多发病的诊疗能力；充分发挥医疗保障制度的战略购买作用，
推进医疗保障支付制度改革、药品耗材集中招标采购制度建设等；

健全医疗卫生综合监管制度，完善医疗卫生综合监督管理体系等。在组织创新方面，强调了卫生健康科技创新体系整体构架和顶层设计，布局一批国家临床医学研究中心，推动国家级医疗机构更加重视医学科技创新工作。在创新应用方面，《规划》强调了利用新技术、新手段，实现高质量发展，包括推进药品和医疗器械创新、利用应用人工智能、大数据、第五代移动通信（5G）、区块链、物联网等新兴信息技术，实现智能医疗服务、健康监测、疾病预警等，切实提高人民群众的获得感。

全方位防控。《规划》切实贯彻预防为主的工作方针，全面干预健康问题和影响因素，加强源头风险防控，从行为生活方式、慢性病和传染病等防控、环境卫生治理等方面，着力提高卫生健康治理范围的全面性。《规划》提出的具体实施项目和措施涵盖了影响居民健康风险因素的方方面面，包括健康促进与教育、加强体育锻炼、养成健康的行为生活方式等。在新的战略发展导向和治理机制引领下，我国卫生健康治理的范围更加全面、更加深入，有利于提高治理的有效性、经济性，实现可持续发展。

全周期管理。随着我国人口老龄化程度不断加深，积极应对人口老龄化，迫切需要加强全生命周期的健康管理。《规划》在完善生育和婴幼儿照护服务、保护妇女和儿童健康、促进老年人健康、加强职业健康保护等方面提出了系列举措，旨在构建覆盖全生命周期的卫生健康服务链，在孕产期、婴幼儿期、儿童青少年期、职业发展期、老年时期等各个阶段都能提供适宜的卫生健康服务。

全人群覆盖。《规划》充分与国家的共同富裕、乡村振兴、巩固脱贫攻坚成果等重大战略衔接，围绕卫生健康工作的主要矛盾、矛盾的主要方面，有的放矢、重点突破、重点改进，不断提升基本医疗卫生服务公平性和可及性，缩小城乡、区域、人群之间资源配置、服务能力和健康水平差异，促进全体居民公平享有改革发展成果。农村人口、贫困人口、残疾人口的医疗卫生保障问题是当前卫生健康工作亟须解决的重点。《规划》强调要健全因病返贫致贫动态监测机制，建立农村低收入人口常态化、精准健康帮扶机制以及加强残疾人健康管理等，这些对人民群众中的弱势群体、贫困群体等出台的有针对性的政策措施，有利于提高卫生健康高质量发展的含金量，守住"底线公平"，助力共同富裕，公平地提高全体人民的健康水平。

全社会动员。健康影响因素的多样性，决定了国民健康治理主体的多样性，更加强调全社会协同治理的重要性。《规划》从多个角度，完善我国卫生健康的全社会动员机制，提高治理的协同性。《规划》提出完善政府、社会、个人共同行动的体制机制，创新社会动员机制，形成共建共治共享格局。从规划的职责分工看，涉及卫生健康、医疗保障、药品监管以及生态环境、教育、体育、交通、农业、工业等各相关部门；从参与者的角度看，不仅涉及医务人员，还更加强调居民个人的主观能动性，推动个人改善自我健康行为，引导群众主动落实健康主体责任、践行健康生活方式。同时强调群团组织以及其他社会组织的作用，充分发挥专业优势，形成协同治理的局面。

　　《规划》是卫生健康领域立足新发展阶段，完整、准确、全面贯彻新发展理念，构建新发展格局的集中体现，是坚持和贯彻落实"人民至上、生命至上"的具体举措，是推进健康中国建设、提高国民健康水平的重要抓手。《规划》进一步明确了我国"十四五"时期卫生健康工作的方向和重点，相关部门应将落实《规划》摆在更加突出的位置，持续推进健康中国建设，不断满足人民群众日益增长的健康需求。

确保实现健康预期寿命目标

北京大学公共卫生学院教授　陈育德

国务院办公厅于 4 月 27 日发布的《规划》，明确提出"人均预期寿命在 2020 年基础上继续提高 1 岁左右，人均健康预期寿命同比例提高"的发展目标。这一提法与 2016 年中共中央、国务院颁发的《"健康中国 2030"规划纲要》中"2030 年人均预期寿命达到 79.0 岁，人均健康预期寿命显著提高"的目标要求相比更为明确。如何确保实现这一规划目标呢？

一、健康预期寿命是新时代衡量国民健康的引领性指标

世界卫生组织将健康定义为"身体、心理和社会的完好状态，而不仅仅是指没有疾病或不虚弱。"对健康的界定从狭义拓展到广义，从"小健康"延伸至"大健康"。进入新时代，"健康是促进人的全面发展的必然要求，是经济社会发展的基础条件。实现国民健康长寿，是国家富强、民族振兴的重要标志，也是全国各族人民的共同愿望。"《"健康中国 2030"规划纲要》中评价人民健康水平的指标不局限于婴儿、5 岁以下儿童和孕产妇死亡率

等指标,更是提出了反映人民健康的两个引领性指标:一是人均预期寿命到2030年达到79.0岁的目标(2020年已达77.93岁);二是人均健康预期寿命显著提高的目标。这充分体现了新时代发展理念的转变,突出了以人民健康为中心的指导思想,《规划》中的重点任务、重大工程都为实现这一规划目标提供有力支撑。其中,预期寿命,指某年新出生的一批人(通常以10万人计)按该年各年龄组死亡率计算其生存的总人年数,计得这10万人平均预期可存活的年数;健康预期寿命,指在预期寿命基础上,去除非健康状况的年数。

二、无活动受限健康预期寿命具有国际可比性

为改变单纯依靠死亡指标评价居民健康水平的现状,1971年美国学者沙利文首次提出了"健康预期寿命"的概念。健康预期寿命是在预期寿命的基础上进一步识别人群的患病和失能状态,为生命长度增加了质量维度,是一个更加综合的正向指标。基于对"健康"的不同界定,国际上的健康预期寿命指标主要包括基于无活动受限的测量、基于患病情况的测量、基于残疾状况的测量、基于自评健康的测量和基于整体健康状况的测量。其中:基于无活动受限的测量,包括总体活动受限指数和60岁以上年龄组健康效应值,将"健康"的定义从是否患有疾病拓展至对社会的良好适应状态,既测量了人的身体状况和功能,也测量了环境的适应性,可以更为及时、动态地反映政策对居民健康的影响,

凸显卫生健康政策干预效果，符合"大卫生、大健康"的发展理念。

当前，无活动受限健康预期寿命是被最广泛应用的健康预期寿命指标，以美国、日本、欧盟 27 国为代表的发达国家已经构建起无活动受限健康预期寿命的综合监测体系并多次发布测算结果，指标具有国际可比性。美国在 1990 年制定的《健康公民 2000》首次将健康预期寿命列入规划目标；在 2000 年制定的《健康公民 2010》开始将无活动受限健康预期寿命纳入国民健康规划指标，并沿用至今。日本在 2000 年制定的"21 世纪日本国民健康促进运动"中首次提出"延长健康预期寿命"目标并开始动态监测；2013 年，进一步明确延长健康预期寿命主要是指无活动受限预期寿命；2014 年，日本国会通过健康医疗战略推进法，提出"到 2020 年，将无活动受限健康预期寿命延长 1 岁以上"的目标。2010 年，在"欧洲 2020 发展战略"框架下，欧盟委员会在健康老龄化领域率先开展试点，明确提出"到 2020 年，实现欧盟健康预期寿命较 2010 年提高 2 岁"的项目目标。

三、我国健康预期寿命已具备一定测算基础

每五年开展一次的国家卫生服务调查和每年开展的居民健康与卫生服务小调查，是我国健康预期寿命测算指标主要数据来源。健康预期寿命测算的关键在于对"健康"的测量，自 2008 年以来，国家卫生服务调查就纳入了生命质量相关的测量指标。

2008 年和 2013 年纳入的指标为自评健康、两周患病情况、生活需要照料情况和整体健康状况，2018 年在之前基础上新增了 60 岁以上年龄组无活动受限类测算指标。2019 和 2020 年的小调查纳入了无活动受限类测算指标。

从人群适应性的角度看，总体活动受限指数（global activity limitation index，GALI）量表、欧洲五维生存质量量表（EQ-5D 量表）中自评健康指标适合全人群。从变化趋势角度看，上述几种指标在试点地区根据监测数据测算结果表明，基于 GALI 测算的无活动受限预期寿命 0 岁组人均健康预期寿命呈增长趋势；且 GALI 被多国所采用，人群适用性也较好，并可用于国际比较。综合上述，考虑到测量指标要适用于全人群，所需数据可得，测算结果呈稳定变化趋势，且有效、可靠、灵敏、特异，具国际可比性，故确定以 GALI 为基础的无活动受限健康预期寿命测算，可考虑作为我国现阶段人均健康预期寿命的首选评估指标。

在分析概括国外健康预期寿命测算、应用的基础上，自 2017 年起，我国有关部门和机构合作设立监测点，收集相关数据，在试测算的基础上，确定适用于评估国民健康预期寿命的指标、方法和所需要的数据及其收集方法，在监测点连续收集数据并进行测算，初步分析健康预期寿命与预期寿命的变化趋势，预测"十四五"期间健康预期寿命"同比例提高"的具体数值，在此基础上编制中国健康预期寿命测算的工作手册，为《规划》发展指标评估作好技术准备。

四、人均健康预期寿命"同比例提高"目标是借鉴国际经验设定的

为实现联合国 2015 年提出的全球经济社会可持续发展要求，各国政府不仅关注居民的生命长度，同时关注居民的生存质量。人均预期寿命主要受经济社会发展的影响，而健康预期寿命更能体现出国家或地区卫生和健康发展的影响。世界卫生组织在 2000 年明确将健康预期寿命作为量化人群健康状况的绩效指标，纳入卫生系统绩效评价，并在 2021 年《世界卫生统计报告》中发布了各成员国居民健康预期寿命。报告显示，中国居民 2019 年健康预期寿命为 68.5 岁，高于全球平均水平（63.7 岁）。尽管我国居民的预期寿命与高收入国家存在一定差距，但是与健康预期寿命差距明显较小。以美国为例，我国的预期寿命与其相差 1.5 岁，但健康预期寿命较美国高 2.4 岁。这体现了我国长期以来坚持以预防为主等相应政策所显现的效果，也反映了我国预防、治疗、康复、健康促进等健康服务所发挥的作用。

"21 世纪日本国民健康促进运动"中期报告显示，2010—2016 年，日本男性预期寿命由 79.55 岁增至 80.98 岁，健康预期寿命由 70.42 岁增至 72.14 岁；女性预期寿命由 86.30 岁增至 87.14 岁，健康预期寿命由 73.62 岁增至 74.79 岁；健康预期寿命的占比，男性由 88.5% 增至 89.1%，女性由 85.3% 增至 85.8%。

参考近年来国际发布的一些国家关于预期寿命和健康预期寿

命数据，按《规划》规定"人均预期寿命在 2020 年基础上继续提高 1 岁左右，人均健康预期寿命同比例提高"的要求，建议建立健康预期寿命动态监测机制，并深入研究我国健康预期寿命在预期寿命中的占比。

五、齐心合力落实《规划》总体要求

"十四五"是实现第二个百年奋斗目标的重要时期，需要加快完善国民健康政策，持续推进健康中国建设，不断满足人民群众日益增长的健康需求。要立足新发展阶段，完整、准确、全面贯彻新发展理念，构建新发展格局，把人民群众生命安全和身体健康放在第一位，贯彻新时代党的卫生健康工作方针，全面推进健康中国建设，实施积极应对人口老龄化国家战略，加快实施健康中国行动，深化医药卫生体制改革，持续推动发展方式从以治病为中心转变为以人民健康为中心，为群众提供全方位全周期健康服务，不断提高人民健康水平。

根据各自的职责，政府与社会要按《规划》的任务要求，织牢公共卫生防护网；全方位干预健康问题和影响因素；全周期保障人群健康；提高医疗服务质量；促进中医药传承创新发展；做优做强健康产业；强化国民健康支撑与保障；加强组织实施，动员各方参与，作好宣传引导，强化监测评价，保证各项规划任务落实。

2019 年颁布的《中华人民共和国基本医疗卫生与健康促进

法》(以下简称《基本医疗卫生与健康促进法》)第六十九条规定："公民是自己健康的第一责任人，树立和践行对自己健康负责的健康管理理念，主动学习健康知识，提高健康素养，加强健康管理。倡导家庭成员相互关爱，形成符合自身和家庭特点的健康生活方式。"故每个公民都是自身健康的第一责任人，要为提高与促进自身健康全身心地投入，认真负起责任，落实好各项维护和促进自身健康的措施。

总之，要实现《规划》目标，必须依靠国家、社会、个人齐心合力，按照《规划》制定的总体要求和各项具体工作规定认真加以贯彻实施，以保证人均健康预期寿命规划目标得以实现。

第一章

织牢公共卫生防护网

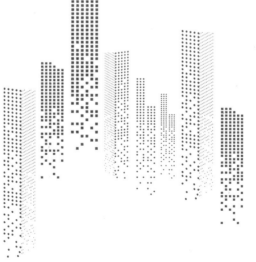

提升流感大流行防控能力

国家疾病预防控制局

流感大流行是指流感病毒经过变异出现新亚型或旧亚型重现,人群普遍缺乏相应免疫力,造成病毒在人群中快速传播,从而引起流感在全球范围的广泛流行。据估算,1918年西班牙流感造成了全球2 000万人死亡。之后100年间又相继发生了4次流感大流行,分别是1957年的H2N2"亚洲流感"、1968年的H3N2"香港流感",1977年的"俄罗斯流感"以及2009年首发于美洲的甲型H1N1流感大流行,均给人类健康带来巨大危害,并造成国际社会恐慌。

当前,我国应对流感大流行主要措施有以下几种。

一是出台国家应急预案,不断巩固完善联防联控机制。我国已制定印发相关预案,明确各部门职责,系统梳理了我国流感大流行应对准备工作。同时,在人感染禽流感疫情应对中逐渐巩固联防联控工作机制,使信息整合与分析利用更为全面,资源共享和利用更趋合理,行政决策更加科学高效,部门合作更加紧密,措施落实更加扎实。

二是及时对国际国内流感疫情态势进行风险评估。风险评估工作贯穿我国动物相关流感疫情防控和应对工作。国家层面已形成年度、季度、月度的定期评估制度，以及针对特定需求或疫情态势的专题评估制度。主要针对疫情态势、防控措施实施效果进行评估，并对疫情趋势等开展分析研判，形成评估报告及时上报或向全国发布。

三是广泛开展流感监测工作，及时掌握流行趋势和强度。我国对季节性流感和动物流感进行实时监测。特别是在人禽流感监测方面，我国已建立一整套监测体系，包括法定传染病监测、不明原因肺炎病例监测、流感样病例哨点监测、住院严重急性呼吸道感染哨点监测、严重临床症候群监测、职业人群血清学监测和涉禽外环境监测等。

四是强化实验室检测，以早期发现掌握病毒变异情况。全国流感网络实验室每年从对应哨点医院收集、检测 40 余万份标本，国家流感中心每年收到流感病毒毒株 5 万余株，通过病毒分离、基因测序等多种技术手段，实时追踪流感病毒的变异情况以及与疫苗株的匹配情况，密切关注新亚型的出现，以便早期发现可能引起流感大流行的病毒变异情况。

五是总结病例救治成功经验，提升医疗救治水平。不断总结病例救治经验，明确要求对有流感重症高危因素的病例早期予以抗病毒治疗，最大可能减少重症病例，降低病死率。各地卫生健康行政部门强化对各级各类医疗机构专业人员规范化诊疗培训，加强药品物资储备，切实提升流感病例诊断、报告能力和重症病例救治水平。

六是建立健全源头管控长效措施和机制。我国已建立对新亚型流感病毒的溯源制度，通过流行病学调查和病毒基因序列对新亚型流感病例感染来源进行追查，确定其动物宿主源头，并采取源头管控措施。

"十四五"期间为做好流感大流行防控工作，将开展以下工作。

一是在现有联防联控工作基础上，进一步强化与农业农村、海关、林业和草原等部门以及军队有关方面的合作，健全合作机制，加强信息交流，明确联动措施。

二是利用我国流感监测网络，做好对流感病毒流行和变异的监测工作。会同农业农村、林业和草原等部门进一步加强动物间新亚型流感疫情监测，及时互通信息，研判病毒变异风险和情况。同时，密切关注境外新亚型流感病毒监测结果，及时评估疫情风险。

三是在全国各层级组织应对演练和技术培训，提升各单位人员应对流感大流行能力。通过演练培训，评估检验预案应用效果，梳理出需要进行修改完善的内容。

四是加强疫苗和新型药物抗病毒技术研发及储备。加强与国家发展和改革委员会、工业和信息化部、财政部等部门的沟通协作，进一步完善流感大流行疫苗和抗病毒药物的应急采购、储备、调用机制。

五是研究制定流感大流行背景下疫苗和抗病毒药物的使用策略。保证在大流行发生时，按照国家策略部署有序接种疫苗及使用药物。

六是积极开展与世界卫生组织及有关国家流感防控方面的交流与合作。

持续推进基本公共卫生服务均等化

国家卫生健康委员会基层卫生健康司

为保障公民享有安全有效的基本公共卫生服务，控制影响健康的危险因素，提高疾病的预防控制水平，2009年起国家采取措施，免费向城乡居民提供基本公共卫生服务项目。目前，国家基本公共卫生服务项目分两种，一方面是主要由基层医疗卫生机构向居民提供的12类服务项目，内容主要包括：居民健康档案管理、健康教育、预防接种、儿童健康管理、孕产妇健康管理、老年人健康管理、高血压和2型糖尿病等慢性病患者健康管理、严重精神障碍患者管理、肺结核患者健康管理、中医药健康管理、传染病及突发公共卫生事件报告和处理、卫生监督协管等；另一方面是由原重大公共卫生服务等平移划转的项目，该类项目不限于由基层医疗卫生机构提供，内容主要包括：地方病防治、职业病防治、人禽流感和SARS防控、鼠疫防治、国家卫生应急队伍运维保障、农村妇女"两癌"检查、基本避孕服务、脱贫地区儿童营养改善、脱贫地区新生儿疾病筛查、增补叶酸预防神经管缺陷、国家免费孕前优生健康检查、地中海贫血防控、食品安全标准跟踪评价、健康素养促进、老年健康与医养结合服务、卫生健康项目监督等。在此基础上，省、自治区、直辖市人民政府可以在国家基本公共卫生服务项目基础上，补充确定本行政区域的基本公共卫生服务项目，鼓励各地结合实际把受群众欢迎、与基层能力相适应、服务获得感强的项目纳入地方公共卫生服务项目。

建立健全分级分类的医疗救援队伍

国家卫生健康委员会医疗应急司

2010年以来，针对我国区域突发事件特点，考虑医疗卫生力量和交通等因素，在我国分区域建成40支国家医疗救援队伍，分为紧急医学救援、中毒和核辐射事件医疗救援三类，配备指挥系统、医疗救治系统和后勤保障系统，初步实现队伍机动化、装备携行化、自我保障化，国家层面医疗救援"拳头"力量初步形成。十余年来，队伍在地震等自然灾害救援、新冠病毒感染疫情医疗救治支援中发挥了排头兵作用，同时多次开展医疗应急领域国际交流与合作，展示了我国医疗卫生形象。在建设国家医疗救援队伍的同时，国家卫生健康委员会指导支持各地建设分级分类的医疗救援队伍，并进一步融合医疗、检测、管理等多专业，提升各级应对各类突发事件的综合救援能力。

下一步，将从扩容和提质两方面，继续推进国家医疗救援队伍的高质量发展。"十四五"期间，国家卫生健康委员会将提供医疗救援相关专家、技术等方面支持，指导各地以国家医学中心、国家区域医疗中心等为依托，建设专业更齐全、职能更广泛、机动更便捷、救援更专业、救治更高效的国家紧急医学救援队伍，重点加强队伍应对重大疫情的重症救治能力。进一步强化队伍的装备建设，对陈旧装备进行更新，增配移动 ICU 车等重症救治装备，同时提升队伍后勤保障能力。与此同时，国家卫生健康委员会将支持各地以市、县医疗机构为依托，建设基层医疗救援小分队，开展快速诊断检查、急救、简易手术、生命支持等救援任务，拥有依托救护车的中短途快速反应能力和不依赖机动车的短途突击能力，以及一定程度的独立野外自我保障能力。

国家卫生健康委员会将积极指导各地加强医疗救援队伍的日常管理、培训演练、运维保障、常态使用、应急处置等工作，积累联合执行医疗救援任务及不同队伍间合作运行的实践经验，全方位提升队伍应急处突能力和联合作战能力，确保遇有突发事件时的高效救援。

加强国家紧急医学救援基地建设

国家卫生健康委员会医疗应急司

一、背景情况

我国幅员辽阔、人口众多、自然地理环境复杂，是世界上地震、泥石流等自然灾害和生产安全事故灾难发生频次高、损失大、健康威胁严重的国家之一。为完善我国紧急医学救援体系，更好承担紧急医学救援任务，应对复杂多变的国际形势，根据《"十四五"规划纲要》和国家发展和改革委员会、国家卫生健康委员会等部门《加大力度推动社会领域公共服务补短板 强弱项 提质量 促进形成强大国内市场的行动方案》《"十四五"优质高效医疗卫生服务体系建设实施方案》有关要求，强化国家紧急医学救援体系的顶层设计，构建以国家级紧急医学救援基地为支柱的国家、省、市、县四级国家紧急医学救援体系，全面提升我国紧急医学救援能力，逐步推动紧急医学救援资源合理布局和均衡发展。

二、任务目标

"十四五"期间，根据人口、地理区位和突发事件风险分布特点，拟在全国七大区域合理布局建设 20 个左右国家紧急医学救援基地。

三、工作安排

（一）**基地定位**。基地具备覆盖本省的紧急医学救援能力，并有效辐射周边区域，其他省份发生重特大突发事件时，能够快速跨区域开展援助。

（二）**基地功能**。国家紧急医学救援基地将依托医院现有基础设施进行改造，并具备七大功能：**一是**批量伤员转运救治能力；**二是**复合型专家队伍和培训、演练、教育能力；**三是**突发中毒事件伤员医学救援能力（结合各省份实际需求）；**四是**突发核辐射事件伤员医学救援能力（结合各省份实际需求）；**五是**科研转化能力；**六是**物资仓储配送能力；**七是**信息指挥联通能力。

（三）**基地特点**。省份根据自身多发的自然灾害及突发事故，有针对性地强化紧急医学救援能力。例如，沿海省份重点强化应对海上突发事故及台风等灾害的紧急医学救援能力；内陆重要水系覆盖省份重点强化应对水上突发事故及洪涝等灾害的紧急医学救援能力；地处地震带省份重点强化应对地震等灾害的紧急医学救援能力；东部工业厂矿密集省份重点强化中毒、核辐射等事故灾难紧急医学救援能力；边疆省份重点强化社会安全事件紧急医学救援能力；地处高原、雪域、海（水）域省份重点强化特殊环境下的紧急医学救援能力。

第二章

全方位干预健康问题和影响因素

加强健康教育与健康促进普及健康生活方式

国家卫生健康委员会宣传司、
规划发展与信息化司、医疗应急司

一、加强健康促进与教育

党和政府历来高度重视人民群众健康，特别注重将卫生健康工作与党的群众路线相结合，宣传群众、发动群众、依靠群众，动员全社会做好卫生健康工作，以较低成本实现较高的健康效益，充分体现出我国的制度优势。习近平总书记强调，要倡导文明健康绿色环保的生活方式，开展健康知识普及，树立良好饮食风尚，推广文明健康生活习惯。推动将健康融入所有政策，把生命全周期健康管理理念贯穿城市规划、建设、管理全过程各环节。健康教育与健康促进旨在向群众普及健康知识，动员群众和全社会参与卫生健康行动，是"健康至上、共建共享"在卫生健康工作中的生动体现。

"十三五"期间健康教育与健康促进工作取得显著成效。全国健康教育体系以提高人群健康素养水平为核心目标，积极推进将健康融入所有政策、创建健康支持性环境、建设健康文化、加强体系能力建设等重点工作和专项行动，扎实落实新冠病毒感染疫情防控和健康扶贫等重点任务，全国健康促进与教育工作取得明显成效，居民健康素养水平从 2015 年的 10.25% 提高到 2020 年末的 23.15%，五年间翻了一番；累计建设国家级和省级健康促进县区 622 个，占到全国县区总数的 21.82%，建设了一大批健康促进学校、医院、机关、企业和健康社区、家庭，积极打造有利于人们生活、工作、学习的微观环境。

当前，健康教育和健康促进仍面临诸多挑战。一方面，我国正在经历快速城镇化、工业化和人口老龄化，面临传染病和慢性病双重负担，我国居民健康素养水平仍有较大提升空间且全国发展不平衡，不健康生活方式和行为普遍流行；另一方面，人民群众对健康有了更高需求，不仅要求看得上病、看得好病，还要求看病更舒心、服务更体贴，更希望不得病、少得病。与此同时，我国健康教育与健康促进工作仍存在薄弱环节，部门间和体系内协作机制还有待进一步完善，重点场所工作仍有待加强，健康传播和健康科普水平有待提升，健康教育体系建设亟待加强等。

《规划》从当前健康教育与健康促进面临挑战和人民群众健康需求出发，结合健康中国建设的要求，对"十四五"期间健康教育与健康促进工作提出明确目标：到 2025 年，居民健康素养水平达到 25%；全国健康县区比例不低于 40%，二级及以上医院中健康促进医院比例不低于 50%；健全健康教育体系，特别是完善健康教育专业机构设置，强化医疗卫生机构健康教育职能。《规划》明确了以下具体任务。

（一）大力提升居民健康素养。提升人群健康素养是一项系统性的社会工程，需要进一步做好相关科学研究、政策制定和资源统筹工作。

1. 完善"两库一机制"建设　健康科普是普及健康知识和技能，倡导健康生活方式和行为的重要手段。《关于实施健康中国行动的意见》明确提出了"建立并完善健康科普专家库和资源库，构建健康科普知识发布和传播机制"的要求，即"两库一机制"建设。《健康中国行动（2019—2030年）》将"两库一机制"建设作为约束性指标，《规划》也将"两库一机制"建设作为重点任务。

开展"两库一机制"建设，目的就是从健康科普服务供给侧发力，充分发挥专家对健康科普工作的支撑作用，提供科学权威的健康科普信息，规范健康科普信息的生成、传播、评价、监管各环节，提升健康科普工作水平，满足人民群众的健康需求。在专家库建设方面，国家健康科普专家库公布了第一批1 065名成员，各地成立了省级专家库，下一步主要是加强专家管理，根据工作需要适时增补专家，丰富专家组成，提升专家科普能力；充分调动专家的积极性和主动性，更好地发挥作用。在资源库建设方面，重点是开发配套的入库材料标准和流程等技术文件，高质高效征集资源库内容，为各地各部门开展健康科普工作提供材料支持，为公众提供科学适用的健康科普信息。在"一机制"方面，国家卫生健康委员会会同相关部门联合印发指导意见，进一步明确健康科普知识发布、传播与监管的主体和职责，规范健康科普知识发布和传播机制，推进健康科普服务高质量发展，下一步将推动多部门联动，依法依规加强对健康科普知识发布和传播的监督管理，构建良好的社会支持环境。

2. **加强医疗卫生机构健康教育**　医疗卫生机构是健康教育与健康促进的重要阵地，医务人员开展健康教育具有行业优势、技术优势、人员优势和群众信任优势。《基本医疗卫生与健康促进法》《国家基本公共卫生服务规范》《三级医院评审标准》等对医疗卫生机构健康教育的目标、内容、方式等提出了明确的要求，《健康中国行动（2019—2030年）》要求建立医疗机构和医务人员开展健康教育和健康促进的绩效考核机制，医务人员掌握与岗位相适应的科普知识，并在诊疗过程主动提供健康指导。

《规划》要求基层医疗卫生机构、医院和疾病预防控制机构等专业公共卫生机构要面向目标人群提供健康教育服务。各级医疗卫生机构要把患者、社区和公众健康教育和健康科普作为重要工作内容，制定工作规范和规划，把健康教育全面融入各项医疗卫生服务。各级医疗卫生机构应当积极参与健康促进医院建设，完善医院健康制度，改善医院健康环境，优化健康服务，提供全方位、全病程和生命全周期的健康教育服务，并保障职工健康。

（二）**推进场所健康促进**。《规划》在"普及健康生活方式"和"深入开展爱国卫生运动"部分都涉及场所健康促进工作。党的十八大以后，我国场所健康促进迈入全面推进阶段，2016年全国卫生与健康大会上，习近平总书记指出，"要深入开展健康城市和健康村镇建设，形成健康社区、健康村镇、健康单位、健康学校、健康家庭等建设广泛开展的良好局面"。随后,《"健康中国2030"规划纲要》《健康中国行动(2019—2030年)》《基本医疗卫生与健康促进法》等都将场所健康促进列为重要内容。2016年,全国爱卫会印发《关于开展健康城市健康村镇建设的指导意见》。2019年,全国爱卫办、工业和信息化部、生态环境部等部门联合印发《健康企业建设规范(试行)》。2021年,全国爱卫办印发《健康村等健康细胞和健康乡镇、健康县区建设规范(试行)》,加快健康县区、健康乡镇以及健康村、健康社区、健康机关、健康企业、健康学校、健康促进医院、健康家庭等健康细胞建设,筑牢健康中国建设的微观基础。下一步应加强以下重点工作:在建设工作中夯实相关部门的主体责任,加强顶层设计,完善政策体系,把场所健康促进纳入区域或场所的规划、建设和管理等全过程各环节,建立激励机制,不断提升建设工作覆盖率;推动工作规范化发展,进一步完善建设规范和评价标准,加强培训和交流,不断提升各类场所的工作能力和水平;加强部门协作,卫生健康系统加强对其他部门的技术支持,参与相关标准制定、培训指导、效果评价等工作,相关部门之间要加强交流,互学互鉴。

（三）**健全健康教育体系**。健康教育体系是承担健康教育与健康促进工作的主体力量。"十四五"时期应全面加强健康教育体系建设,根据工作量和任务合理配置人力资源,不断提升服务能力。《规划》对健康教育专业机构及其服务基地、医疗卫生机构健康教育职能建设作出了明确要求。

1. **加强健康教育专业机构建设**　健康教育机构属于专业公共

卫生机构，是健康教育体系的核心技术力量，承担健康促进与教育的理论、方法与政策研究以及健康科普和健康传播规范、标准、技术指南制定等任务，并负责对其他各类机构的健康教育工作进行评价和指导，加强健康教育专业机构建设，是推动健康教育与健康促进科学规范发展的重要保障。截至 2019 年底，全国共有健康教育专业机构 2 813 个，专业机构人员配置率为 0.81 人/10万人口，人员短缺现象在各级都比较普遍，市县级尤为突出。当前，人民群众健康意识不断提升，对健康教育服务的需求日益增加，现有专业队伍人员不足、能力不足成为制约工作发展的瓶颈问题。因此，国家、省、市、县各级要依托现有资源，加强健康教育力量建设，配备满足工作需要的人员，优化人员结构，其中专业技术岗位原则不低于岗位总量的 80%，确保健康教育专业队伍满足工作需要。

2. **开展健康教育服务基地建设**　　健康教育服务基地是直接面向公众，提供健康展览展示、互动体验、健康知识普及、健康自评自测等服务的场所，由同级健康教育专业机构管理。近年来，我国个别市县建设了由健康教育专业机构管理的健康教育服务基地，但总体数量非常有限，一些博物馆、科技馆、文化馆等场馆中也设计了健康类主题活动区域，但还普遍存在内容偏少、缺乏系统性等问题。为进一步满足人民群众的健康需求，丰富群众的健康体验，激发群众的健康热情，有必要在"十四五"时期大力推进健康教育服务基地建设。按照《规划》，"十四五"期间全国将依托现有机构，建设 1 个国家级健康教育服务基地和若干省级健康教育服务基地。国家级和有条件的省份，将开展研究，积极争取项目，加强资源统筹，尽早建设并运行健康教育服务基地，并逐渐对其他地区发挥出示范带动效应。

3. 加强医疗卫生机构健康教育职能部门建设　医疗卫生机构是健康教育工作的主阵地，不仅要把健康教育贯穿于预防、治疗、康复等医疗卫生服务的全过程，还要建立健康教育职能部门，统管整个机构的健康教育工作。《规划》明确提出，各级各类医院、专业公共卫生机构和基层医疗卫生机构应设立健康教育科（室），暂不具备条件的确定具体科（室）负责相关工作，接受当地健康教育机构的业务指导和考核评估，每个机构至少配备 2 名从事健康教育的专（兼）职人员。各级医疗卫生机构应将健康教育工作纳入考核评价体系，落实机构设置和人员配置，积极与当地健康教育专业机构、媒体、社区等开展协作，向患者及公众提供高质量的健康教育和健康科普服务。

二、推进"三减三健"等专项行动

为积极响应"饮食、身体活动和健康的全球战略"，2007 年，卫生部疾病预防控制局、全国爱国卫生运动办公室和中国疾病预防控制中心共同发起了以"和谐我生活，健康中国人"为主题的全民健康生活方式行动，广泛倡导和传播健康生活理念，促进居民践行健康文明的生活方式。行动已开展了两个阶段。第一阶段是从 2007—2016 年，主题是"健康一二一"，即"日行一万步，吃动两平衡，健康一辈子"，广泛倡导宣传合理膳食、适量运动的健康理念。通过第一阶段的行动，"日行万步，吃动平衡""管住嘴、迈开腿"等健康口号逐步深入人心，广大群众健康饮食、科学运动的意识和行为能力有了显著提高。

2017年，国家卫生健康委员会联合国家体育总局、中华全国总工会、中国共产主义青年团中央委员会、中华全国妇女联合会等部门共同下发了《全民健康生活方式行动方案（2017—2025年）》，启动了全民健康生活方式第二阶段行动。第二阶段行动以"和谐我生活，健康中国人"为主题，开展"三减三健"（减盐、减油、减糖、健康口腔、健康体重、健康骨骼）、适量运动、控烟限酒和心理健康等4个专项行动。截至2021年12月，全国已有96.5%个县区启动了第二阶段全民健康生活方式行动，累计建设健康步道等支持性环境78 996个。"十四五"时期，各地要在加强健康生活方式核心信息宣教、技能指导、标准指南制定与应用、支持性工具和适宜技术开发推广等方面深入推进，进一步促进居民养成健康文明的生活方式，形成人人热爱健康、人人追求健康的良好氛围。

强化鼠疫防控能力

国家疾病预防控制局

鼠疫是由鼠疫耶尔森菌引起的自然疫源性疾病，原发于啮齿动物之间，并能引起人间流行，是我国法定报告的甲类传染病。临床上表现为发热、严重毒血症症状、淋巴结肿大、肺炎、出血倾向等。鼠疫的主要传播途径有三个：一是经鼠蚤传播，携带鼠疫耶尔森菌的鼠蚤叮咬是主要感染途径；二是呼吸道飞沫传播，经此种方式感染的主要是肺鼠疫；三是人剥食患病啮齿动物的皮、肉或直接接触患者的脓血或痰，经皮肤伤口或消化道感染。鼠疫耶尔森菌对链霉素、庆大霉素等抗生素敏感，治疗有效。

截至 2023 年，我国鼠疫自然疫源地分布于 19 省、自治区、直辖市 300 余个县（市、旗）（不包括港澳台地区），疫源地面积超过 150 万平方公里，大部分自然疫源地每年均有不同程度的动物鼠疫疫情发生。中华人民共和国成立前，人间鼠疫在我国连年流行。1949 年以来，经不懈努力，我国人间鼠疫病例疫情基本得到有效控制。2011 年至今，疫情始终维持在较低水平，以散发病例报告为主，每年报告病例均为个位数，且主要集中在我国西北部地区。

虽然我们在鼠疫的防治工作上取得了显著的成绩，但我国鼠疫暴发流行风险仍然长期存在，随着一些大型工程、旅游项目等不断深入鼠疫自然疫源地区，人间鼠疫发生并远距离快速播散风险日益加大。国家"一带一路"倡议、"面向南亚东南亚辐射中心"建设的推进，与我国毗邻的俄罗斯、哈萨克斯坦、蒙古国、缅甸、老挝、越南等国家鼠疫疫情持续活跃，鼠疫输入风险明显增加。

"十四五"期间为做好鼠疫防控工作，将开展以下工作。

加强对鼠疫防治工作的领导。从国家安全战略高度出发，切实加强领导，保障并加强对鼠疫防治基础工作的经费投入，认真落实相关法律法规和预案，坚持常态与非常态结合，不断完善并确保落实防治措施。

坚持源头控制，加强鼠疫监测，提升早期发现和及时应对能力。动物疫情流行地区做好疫情监测和风险评估工作，不断提高监测工作质量。开展应急演练和业务培训，制定应急装备标准，提高规范开展人间疫情处置能力。

加强科研。需继续加强科研工作，持续巩固鼠疫防治科研成果，在此基础上进一步开展相关科研攻关。

夯实群防群控基础。面向公众，特别是疫源地内居民和流动人员，加大鼠疫防控知识宣传教育力度，通过各种途径和形式，普及鼠疫防控和法律法规知识。

加大防控经费保障力度。继续加大常规监测及处置经费投入，加快落实鼠疫防治工作人员补助经费和津贴。

加强传染病、寄生虫病和地方病防控

国家疾病预防控制局

一、针对新冠病毒感染防控

（一）**进一步提升监测预警能力**。进一步优化完善监测系统，强化疫情信息收集和报送，不断提升疫情监测与风险研判能力，持续开展医疗机构诊治患者、发热门诊、重点机构、社区人群、病毒变异等监测，动态掌握疫情流行趋势、病毒株变异、医疗资源使用等情况。

（二）**突出重点人群疫情防控**。加大对"一老一小"等重点人群保护，充分发挥基层组织和基层医务人员作用，做好重症风险较高人群调查和日常健康监测管理，加强疫情流行期间养老机构、社会福利机构内人员的健康监测和定期检测，根据疫情形势适时采取封闭管理，严防机构内发生聚集性疫情。

（三）**抓好农村地区疫情防控**。实施"五级书记"抓农村地区疫情防控，加大农村疫情防控补短板力度，调集医疗资源支持农村。建立市县重症转诊绿色通道，强化院前急救力量，确保重点人群能及时转诊到救治能力高的医院。全国乡镇卫生院基本配备指氧仪，"解热、止咳、中药"三类药品基本配备到位。

（四）全力以赴加强重症患者救治。做好新冠病毒感染分级诊疗工作，构建系统连续、分级管理、分类收治分级诊疗服务网络，畅通市县两级转诊机制，全力保障高龄合并基础疾病等重症风险较高的感染者及时救治。各级医疗机构加强急诊力量配备、统筹院内床位资源和人力资源，加强门急诊候诊患者的管理，实现急诊留观病房 24 小时清零。紧盯急诊和重症，做到新冠病毒感染和基础疾病治疗并重，落实重症患者救治"五项制度"，强化中西医结合，全力保障人民群众就医需求。

（五）做好境外输入疫情防控。落实"四方责任"，强化联防联控，开展从"国门"到"家门"的全流程防控，加强境外输入新冠病毒变异株动态监测，严防境外输入疫情和新型变异株造成我国疫情大幅反弹的风险。

（六）进一步推进疫苗接种和药物检测试剂研发。及时研判国际疫情发展趋势，补齐短板弱项，掌握战备主动。继续推进新冠病毒疫苗接种工作，已完成接种 34.9 亿剂次。加强新冠病毒特效药物和快速检测试剂研究推广使用，深入研究病毒变异及国际疫情变化，做好快速检测技术、新型药物研发引进。

（七）进一步加强宣传引导和健康科普。持续做好信息发布和政策解读，牢牢把握舆论引导主动权。继续组织召开国务院联防联控机制新闻发布会，及时回应关切、稳定人心。结合爱国卫生运动，大力倡导健康文明生活方式，广泛发动群众科学佩戴口罩、勤洗手、一米线等良好习惯，建立健全村（居）委会公共卫生委员会，强化基层卫生治理和群众参与，夯实群防群控工作基础。

二、针对艾滋病防控

艾滋病是危害人民健康、生命安全的重大传染病和公共卫生问题。党中央、国务院高度重视艾滋病防治工作。"十三五"期间，在各地、各部门和全社会的共同努力下，我国艾滋病经输血传播基本阻断，母婴传播和注射吸毒传播降低到历史最低水平，检测发现比例显著提升，抗病毒治疗覆盖比例和治疗成功比例均达90%以上，重点地区防治成效显著，青年学生疫情快速上升势头得到基本遏制，全国整体疫情持续控制在低流行水平，受艾滋病影响人群生活质量进一步提高，社会歧视进一步降低。

"十四五"期间，将进一步完善政府组织领导，部门各负其责，全社会共同参与的工作机制，坚持预防为主、依法防治、防治结合，把全生命周期艾滋病防治理念贯穿全过程和各领域，高质量落实宣传教育、综合干预、检测咨询、治疗随访、综合治理等防治措施，进一步巩固阻断输血传播和控制注射吸毒传播成果、推进消除母婴传播、遏制性传播上升势头，最大限度发现、治疗和管理感染者，深化重点地区和重点人群防控成效，提高公众艾滋病防治意识，继续将艾滋病疫情控制在低流行水平。

三、针对丙肝防控

丙肝是《传染病防治法》规定的乙类传染病，是影响我国人民群众身体健康的重大疾病。2021年，国家卫生健康委员会联合国家医疗保障局等9部门，印发了《消除丙型肝炎公共卫生危害行动工作方案（2021—2030年）》，进一步明确了消除危害行动目标、重点任务和保障措施。近年来，各地区各相关部门认真落实宣传教育、临床用血丙肝病毒核酸检测、重点人群综合干预、疫情监测处置、医院感染防控及监督检查等措施，加大病人检测发现和规范治疗力度，同时加快新型抗病毒治疗药物研发和注册上市、开展药品价格谈判并纳入国家医保药品目录，防治工作取得积极进展。

"十四五"期间，将全面推进消除丙肝公共危害行动，深化医疗、医保、医药"三医"联动，加强宣传教育、综合干预、转介和规范治疗，加大检测力度，落实医保政策，加强药品供给和信息管理，最大限度遏制新发感染，有效发现和治愈患者，显著减少丙肝导致的肝癌和肝硬化死亡，切实减轻疾病负担。

四、针对寄生虫病和地方病防控

"十三五"以来，全国各流行省份贯彻落实地方病、血吸虫病、包虫病等防治规划及行动方案，有力有序推进地方病和重点寄生虫病控制消除工作，取得显著成效。

（一）全国实现消除疟疾目标并经过世界卫生组织认证。2010年，我国政府响应联合国千年发展目标高级别会议提出的全球根除疟疾倡议，制定并实施了消除疟疾10年行动计划。10年来，通过建立完善疟疾监测响应网络、密切部门和区域联防联控、强化督导评估与质量控制等措施，全面实施"线索追踪，清点拔源"消除策略和"1—3—7"工作规范（1天内完成病例报告、3天内完成病例复核和流行病学调查，7天内完成疫点处置）。截至2020年，我国连续4年无本地原发疟疾病例，全国24个原疟疾流行省份通过省级评估，实现消除疟疾目标。2021年通过世界卫生组织认证，是我国继天花、脊髓灰质炎之后消除的又一个重大传染病，具有重大的公共卫生意义。

（二）全国所有重点地方病病区实现控制消除目标。2018年经国务院批准，10部门联合印发《地方病防治专项三年攻坚行动方案（2018—2020年）》并组织实施攻坚行动。全国各地贯彻实施重点防控措施强化行动、现症病人救治救助行动、监测评价全覆盖行动、群众防病意识提高行动、防治能力提升行动、科技防病突破行动等专项行动，地方病防治工作取得历史性突破，重点地方病实现监测全覆盖，现症患者全部建档立卡和应治尽治，各病种病区县总体控制消除率达到99.9%，如期实现了三年攻坚行动目标，为脱贫攻坚、全面推进小康社会建设奠定了健康基础。

（三）所有血吸虫病流行县实现传播控制、阻断或消除目标。各流行省份认真实施以传染源控制为主的血吸虫病综合防治策略，卫生健康部门、疾病预防控制部门、农业农村部门、水利部门、林业草原部门切实落实人群查治病、查螺灭螺、家畜圈养、家畜查治病、以机代牛、河流湖泊治理、抑螺防病林建设等各项重点任务。截至2020年底，全国450个血吸虫病流行县中，有337个达到消除标准（74.89%），98个达到传播阻断标准（21.78%），15个达到传播控制标准（3.33%），血吸虫病流行范围显著压缩，连续多年未发现感染性钉螺，人畜感染率明显下降，传播得到有效控制，疫情降至历史最低水平。

（四）包虫病流行得到基本控制。各流行省份围绕"控制传染源为主、中间宿主防控与病人查治相结合"的防控策略，落实落细监测检测、人群筛查和治疗、宿主管理、安全饮水、健康教育、综合干预区建设等措施，截至2020年底，95.4%的流行县人群患病率控制在1%以下，家犬感染率控制在5%以下，全国包虫病流行得到基本控制。

尽管我国重点地方病和寄生虫病控制消除工作取得显著成效，但是还面临着疾病流行因素长期存在、部分流行区居民生活环境和生产生活方式尚未发生根本改变、防控队伍不稳定、部门专项经费减少、境外输入风险加剧等新老问题。

"十四五"时期，为持续消除寄生虫病、重点地方病危害，巩固防治成果，需不断加强已消除和即将消除的寄生虫病和地方病防控能力建设，推动落实防治措施。**一是要持续加强寄生虫病和地方病防控。**对碘缺乏病、大骨节病、克山病、燃煤污染型氟砷中毒等已消除的地方病，要加强病情监测和应急处置，落实综合防治措施，持续巩固消除成果。血吸虫病要继续坚持以控制传染源为主的综合防治策略，加强疫情监测和风险评估，以尚未实现传播阻断或消除的流行县为重点，进一步强化有螺环境综合治理、人畜同步查治等关键措施，推进消除进程。包虫病要继续实施以传染源控制为主、中间宿主防控和病人规范查治相结合的防治策略，以疫情严重的综合干预区为抓手，发挥区域联防联控机制作用，强化犬只管理、病人筛查、治疗和随访管理等关键措施，进一步降低包虫病危害。疟疾要实施"及时发现，精准阻传"策略，以监测工作为重点，强化联防联控、加强传染源和媒介监测及再传播风险评估、高质量落实"1—3—7"工作规范、加强云南等边境地区疟疾防控、加强突发疫情预警响应，做好防止疟疾输入再传播，持续维持消除疟疾状态。另外，进一步加强土食源性寄生虫病和黑热病的监测工作，推进饮水型氟砷中毒病区和水源性高碘病区改水工作，在饮茶型氟中毒病区持续普及低氟砖茶。**二是依托现有机构加强针对已消除或即将消除地方病和寄生虫病的国家级防控技术储备。**依托国家区域公共卫生中心建设以血吸虫病防治为主的重点寄生虫病区域公共卫生中心。建立地方病和寄生虫病生物样本资源库，保存已消除或即将消除地方病和寄生虫病患者生物样本和媒介标本。根据防治薄弱环节及实际工作需求，加强风险评估和监测预警、媒介控制、动物传染源防控等消除所需关键技术的储备，加强防控人才队伍建设，提高现场流行病学调查、实验室检测和应急处置等防控能力。

强化慢性病综合防控

国家卫生健康委员会医疗应急司

世界卫生组织将发生在 30~70 岁的死亡定义为"过早死亡"。重大慢性病过早死亡率是指 30~70 岁人群因心脑血管疾病、癌症、慢性呼吸系统疾病和糖尿病死亡的概率，这个指标已纳入联合国 2030 年可持续发展议程目标。慢性病过早死亡率不受年龄结构的影响，可以直接用于不同地区和不同时间的比较，是评价一个国家和地区慢性病预防控制水平的重要指标，可以直接反映慢性病对人群，特别是 30~70 岁劳动力人口的健康影响。劳动力人口的过早死亡，将极大影响社会生产力水平，影响国家经济社会发展，因此需要密切关注慢性病过早死亡率这个指标的变化。

2017 年，国务院办公厅印发《中国防治慢性病中长期规划（2017—2025 年）》，明确提出到 2025 年 30~70 岁人群因心脑血管疾病、癌症、慢性呼吸系统疾病和糖尿病导致的过早死亡率较 2015 年降低 20% 的规划目标。2020 年，我国居民重大慢性病过早死亡率为 16.0%，与 2015 年相比已降低 13.5%。

随着我国经济社会发展和卫生健康服务水平的不断提高，居民人均预期寿命不断增长，因慢性病死亡的比例将会持续增加。2019 年，我国因慢性病导致死亡占总死亡的 88.5%，其中因心脑血管病、癌症和慢性呼吸系统疾病死亡的比例为 80.7%。随着慢性病患者生存期的不断延长，加之人口老龄化、城镇化、工业化进程加快和行为危险因素流行对慢性病发病的影响，我国慢性病患者基数仍将不断扩大，防控工作仍然面临巨大挑战。

慢性病预防和早期筛查干预是慢性病防控工作的重要抓手，是慢性病预防为主、关口前移的重要体现。习近平总书记在 2016 年全国卫生与健康大会上强调，对慢性病，要以癌症、高血压、糖尿病等为突破口，加强综合防控，强化早期筛查和早期发现，推进早诊早治工作，推进疾病治疗向健康管理转变。《"十四五"规划纲要》明确提出，强化慢性病预防、早期筛查和综合干预。

为贯彻落实习近平总书记重要指示精神，按照《"十四五"规划纲要》提出的工作重点，《规划》聚焦慢性病的早期预防、早期发现、早期干预，重点针对严重危害我国居民健康的心脑血管疾病、癌症、慢性呼吸系统疾病、糖尿病等重大慢性病，提出了相应的措施要求。针对心脑血管疾病，重点措施包括推进首诊测血压、布局免费血压检测点、开展心脑血管疾病机会性筛查、推进"三高"（高血压、高血糖、高血脂）共管等。针对癌症，重点措施包括扩大癌症早诊早治覆盖范围、开展重点癌症机会性筛查等。针对慢性呼吸系统疾病，重点措施包括将肺功能检查纳入 40 岁以上人群常规体检、推行高危人群首诊测量肺功能、提升基层呼吸系统疾病早期筛查和干预能力等。针对糖尿病，重点措施包括推进"三高"共管，提升 2 型糖尿病患者基层规范管理服务率等。另外，针对口腔常见病，提出以龋病、牙周病等为重点加强口腔健康工作，控制儿童龋患率。

《规划》强调了三项重要的综合性工作。**一是**国家慢性病综合防控示范区建设，这是当前我国慢性病综合防控工作的重要平台，是提升政府和部门对慢性病防治工作的重视、营造良好健康支持性环境的重要抓手。**二是**慢性病监测体系建设，这是科学评估我国人群营养与慢性病状况的基础性工作，为相关政策制定提供重要的数据支撑。**三是**建立完善慢性病健康管理制度和管理体系，这是落实从疾病治疗向健康管理转变的重要工作，通过建立明确的协同工作机制和费用分担机制，推进慢性病防、治、康、管整体融合发展。

加强伤害预防干预

国家疾病预防控制局

伤害与传染性疾病、非传染性疾病并列为三大公共卫生问题，是世界各国面临的重要健康威胁。《中国死因监测数据集》数据显示，2021年我国人群伤害总死亡率为46.90/10万，溺水是我国儿童、青少年的首位死因，道路交通伤害是我国青壮年劳动人口的首位死因，跌倒是我国65岁以上老年人伤害的首位死因。

我国伤害预防工作取得初步进展。**一是**2010—2020年，我国儿童伤害死亡率显著下降。针对儿童、老年等重点人群的伤害问题，不断调整干预政策，完善干预措施，优化适宜技术。比如，通过社区老年人跌倒健康教育干预项目和预防老年人跌倒社区综合干预项目等，探索并优化了预防老年跌倒的适宜技术。制定了《社区老年人跌倒预防控制技术指南》，编写了《预防老年人跌倒健康教育教程》，开发了预防老年人跌倒的健康教育核心信息等技术工具。会同国务院妇女儿童工作委员会办公室、教育部、公安部等相关部门，推广了安全学校、安全幼儿园、安全社区和安全家庭等伤害综合干预模式，探索了儿童预防道路交通伤害、溺水的有效干预措施，在试点地区有效降低了儿童伤害发生率。会同国家市场监督管理总局，联合开展产品伤害监测试点工作，探索了我国产品伤害的监测模式，奠定了风险排查、标准修订的数据基础。二是建立了全国伤害监测系统，目前该系统覆盖全国 109个县（区）310 家医疗卫生机构，年均收集门急诊伤害病例信息 170 余万条，为分析我国伤害发生特征、流行趋势和疾病负担提供了大数据支撑。

"十四五"期间，将建立国家和省、市、县 4 级伤害预防工作体系，提升专业机构伤害预防工作能力。完善全国伤害监测体系，建立健全财政保障机制。积极推动伤害预防干预措施融万策，促进健康中国建设。

完善心理健康和精神卫生服务

国家卫生健康委员会医政司

心理健康是健康的重要组成部分。党中央、国务院高度重视心理健康和精神卫生工作。2016年，习近平总书记在全国卫生与健康大会上提出，"要加大心理健康问题基础性研究，做好心理健康知识和心理疾病科普工作，规范发展心理治疗、心理咨询等心理健康服务"。党的十九大报告提出"加强社会心理服务体系建设"，党的二十大报告强调"要重视心理健康和精神卫生"。2016年10月，中共中央、国务院印发《健康中国"2030"规划纲要》，提出加强心理健康服务体系建设和规范化管理等要求。

近年来，国家卫生健康委员会等有关部门认真贯彻落实党中央、国务院决策部署，积极推进心理健康和精神卫生工作。

一是心理健康服务体系进一步健全。2016年底，国家卫生健康委员会等22个部门印发《关于加强心理健康服务的指导意见》，对心理健康服务体系建设、人才培养等作出系统全面部署。2019年启动社会心理服务体系建设试点工作，为构建全社会共同参与、覆盖生命全周期的心理服务体系作出积极探索，积累了宝贵经验。2019年发布实施《健康中国行动（2019—2030年）》，其中心理健康促进行动作为15个专项行动之一，从个人和家庭、社会、政府不同层面提出心理健康促进措施。结合"世界精神卫生日"及心理健康相关主题活动等，广泛开展心理健康科普宣传。

二是加强精神卫生服务体系建设。推动加强精神专科医院、综合医院精神（心理）科建设。将精神卫生专业人才纳入卫生健康领域急需紧缺人才，支持各地开展精神科医师转岗培训、精神科住院医师规范化培训。持续做好严重精神障碍治疗和服务工作，推进精神障碍社区康复。修订印发《精神障碍诊疗规范（2020年版）》，进一步指导医疗机构和医务人员规范精神障碍诊疗行为。2022年，以北京大学第六医院、首都医科大学附属北京安定医院、上海市精神卫生中心和中南大学湘雅二医院为联合主体设置国家精神疾病医学中心，带动全国精神疾病领域建设与发展。

"十四五"期间，将进一步加强心理健康和精神卫生工作。持续加大科普宣教工作力度，推动进一步提高认识、重视心理健康和精神卫生工作，促进形成部门协同联动、社会积极参与、人人高度重视的工作格局。着力构建更加系统、更加全面、更高质量的社会心理服务体系，进一步建立健全防、治、管、康"四位一体"的精神卫生服务体系，持续提升心理健康和精神卫生工作水平。

强化食品安全服务能力
维护人民群众健康

国家卫生健康委员会食品安全标准与监测评估司

一、"十三五"期间工作成效

党中央、国务院领导高度重视食品安全工作，习近平总书记提出"四个最严"要求，中共中央、国务院印发《关于深化改革加强食品安全工作的意见》，提出"2035 年食品安全标准水平进入世界前列"的目标。"十三五"期间，国家卫生健康委员会贯彻落实健康中国建设和实施食品安全战略整体要求，秉持"预防为主、风险管理、全程控制、社会共治"的食品安全理念，保障公众身体健康和饮食安全，不断强化食品安全标准与风险监测评估工作，取得明显成效。

（一）食品安全标准体系向纵深拓展。一是不断完善食品安全标准制度机制。构建以风险监测评估为基础的标准研制制度，强化多部门多领域合作的标准审查制度，制定食品安全标准管理办法，组建新一届食品安全国家标准审评委员会，由医学、农业、食品、营养、生物、环境等领域 390 多位专家及 17 个部门、行业组织、消费者协会等单位委员组成，提升标准的权威性和公信力。会同市场监管、农业农村等部门建立从规划、立项、评审及批准发布各环节合作机制，保障标准制定与监管有机衔接。建立完善标准跟踪评价和动态评估机制、重点问题部门会商研判机制，对标准执行中的问题通过标准解释或修订及时调整，形成标准管理闭环和服务风险管理的便捷措施。**二是持续拓展食品安全标准体系。**累计制定食品安全国家标准 1 311 项，覆盖种植养殖、生产加工、储运、餐饮等各环节，涵盖我国居民消费的 340 余种食品类别，涉及农兽药残留、污染物、真菌毒素、致病性微生物等主要健康危害因素，并覆盖从一般到特殊全人群。通用标准、产品标准限定各类食品及原料中安全指标 2 万余项，并配套相应的检验方法。卫生规范、控制导则等标准侧重过程管理，针对食品生产经营过程中采取的措施和控制手段提出规范要求，各类标准相互衔接，从不同角度管控风险。落实健康中国行动和《国民营养计划（2017—2030 年）》，针对婴幼儿、孕妇、患者等特殊人群营养需求，制定发布婴幼儿配方食品、辅助食品、孕妇及乳母营养补充食品、特殊医学用途配方食品等标准，完善食品标签标识标准，针对食物过敏人群制定过敏原标识要求，通过营养标签引导不同需求消费者合理选择膳食。**三是积极提升食品安全标准国际话语权。**连续 15 年担任国际食品添加剂、农药残留法典委员会主席国，当选国际食品法典委员会亚洲区域协调委员会主席国，为食品安全全球治理贡献中国智慧。深入参与国际食品添加剂、污染物、微生物等风险评估，引领大米中砷限量、坚果中黄曲霉毒素、抗生素耐药规范等重要国际标准制定，制定非发酵豆制品、粽子、饺子等中国特色食品国际标准，为服务国内国际双循环战略发挥重要作用。截至"十三五"末，我国食品安全标准体系框架已与国际食品法典标准基本一致，标准的各项指标与发达国家和国际组织基本相当，标准管理水平处于发展中国家前列，有效提升了我国食品安全治理能力和健康保护水平，为风险管理提供了有力保障。

（二）织密织严基于风险分析的食品安全监测评估网络体系。《中华人民共和国食品安全法》规定，国家建立食品安全风险监测与风险评估制度。国家卫生健康委员会高度重视，强化依法履职，不断健全完善工作网络，加强能力建设，食品安全风险监测评估体系逐步健全，对风险防控发挥重要支撑作用。"十三五"期末，初步构建起国家食品安全风险评估中心和全国 31 家省级监测分中心、20 家专项监测参比实验室、7 家食源性疾病病因鉴定实验室为主要支撑的实验室网络。全国承担食源性疾病监测医疗机构达 7 万余家，设置 2 800 多个食品污染物和有害因素监测点，基本覆盖所有县（区）级行政区域。坚持问题导向、实施系统性风险监测，监测 1 100 余项指标，涉及粮油、果蔬、婴幼儿食品等 30 大类，建立食品污染大数据库。食源性疾病监测网络初步获得了我国主要食源性疾病的发病趋势、危险因素分布和疾病负担，在重大疾病事件识别调查中发挥了"哨兵"作用。食物消费量调查、总膳食研究、毒理学研究等基础工作取得较大进展。积极开展优先和应急项目评估 40 项，风险评估对风险管理和风险交流的科学支撑作用进一步增强。

（三）有序推进《国民营养计划（2017—2030 年）》和合理膳食行动。"十三五"期间，卫生健康系统深入贯彻党的十九大和十九届历次全会精神，强化机构机制建设、完善营养健康法规政策标准体系、加强营养能力建设、推动营养健康科普宣教常态化，基本形成政府引导、部门协作、社会参与、全民响应的良好工作格局。一是成立由 18 部委组成的国民营养健康指导委员会，和汇集营养、临床、体育、传播等多领域人才的国民营养健康专家委员会，各省积极建立省级行政、专业指导机构机制。二是研制 78 项营养健康标准和技术指南，营养健康标准体系框架初步构建。三是开展区域性营养创新平台建设，瞄准基础关键问题，加强技术攻关，支持产业创新驱动。布局营养人才建设，开展营养指导员培训考核顶层设计。

（四）强化履职保障能力。初步构建复合型人才培训体系，各级食品安全人才专业技术能力得到有效提升。实施全民健康保障信息化工程一期项目，建设全民健康—食品安全风险评估业务应用分中心，完成食品安全国家标准、食品安全风险监测信息系统建设。出台《食品安全标准与监测评估信息化建设指导方案》，规范全国信息化建设和数据互联互通，为深化大数据应用奠定基础。立足学科前沿，开展了食品安全标准体系、食品安全检测及监测预警技术、食品安全风险评估技术、营养健康和食品安全信息技术支撑研究。积极开展食品安全和营养健康知识科普宣传和风险交流，群众获得感进一步提升。结合"食品安全宣传周""世界食品安全日"和"全民营养周"等活动，推进食品安全和营养健康知识进基层、进社区、进学校、进企业、进村镇。

二、"十四五"目标

"十四五"时期是我国全面建成小康社会、实现第一个百年奋斗目标之后，乘势而上开启全面建设社会主义现代化国家新征程，向第二个百年奋斗目标进军的第一个五年，我国将进入新发展阶段。要适应新时期新要求，在高质量发展上进一步提升。

（一）深化落实"最严谨的标准"和《关于深化改革加强食品安全工作的意见》要求。立足打好基础、面向 2035 年实现目标，着力提升食品安全标准研制能力。强化食品安全标准管理制度，完善各部门、多领域协调合作机制。严格食品安全标准立项、研制和审查管理，高效推进标准工作进程。加快制定、修订食品中污染物限量、致病菌限量、食品添加剂使用、标签标识等通用标准，补充食品生产经营规范标准，更新增补理化、微生物和毒理检验方法标准，完善食品添加剂和食品相关产品等标准，打造契合国际先进风险管理理念和我国发展实际、更高质量的食品安全标准体系。

（二）风险监测评估能力和技术水平适应标准建设需求，食品污染物风险识别能力实现新突破，加快构建完善风险评估数据库和分析系统。国家层面：重点建设 7 个食品安全风险评估与标准研制特色实验室；形成相对完善的风险评估管理规范和技术指南体系；加快推进全国总膳食研究，逐步完善食物消费量和毒理学数据库；开展食品中主要危害因素的风险评估，阶段性开展食品安全限量标准中重点物质的再评估。省级层面：指导和推动地方建立食品安全风险评估工作制度、健全省级食品安全风险评估专家委员会，结合地方实际工作开展食品安全风险评估研判，切实服务于地方食品安全风险管理。

（三）食源性疾病调查溯源能力得到全面提升，重点人群和场所的食源性疾病和高危食品得到及时监测警示。食源性疾病监测报告持续加强。国家食源性疾病报告覆盖县乡村，食源性疾病暴发监测系统覆盖各级疾病预防控制机构，国家食源性疾病分子分型溯源网络逐步延伸到地市级疾病预防控制机构，各级疾病预防控制机构食品安全事故流行病学调查能力得到提升。

（四）统筹协调，促进营养干预措施落实落地。加大营养健康食堂、餐厅、学校的建设力度，开展营养健康烹饪模式与营养均衡配餐的示范推广，推动"减盐、减油、减糖"与新一代健康食品的"加"形成双轮驱动格局。全面推行营养指导员培训考核与应用指导，丰富和提高专业服务内涵与水平。

（五）强化营养基础性工作。针对重点场所、重点人群，完善营养健康标准体系建设，为营养健康干预工作提供标准化、统一化指导。研究并推动在食品包装上使用包装正面标识（FOP）信息，强化预包装食品营养标签标准的实施，研究构建全国油、盐和肥胖率等营养健康评价指标分级地图并属地应用。持续开展食物成分监测，建立中国居民的食物成分、人群营养健康、食品标签等相关的数据库。

（六）强化技术支撑，提升科学决策和为民服务能力。初步形成国家和省级两级智能化信息平台，国家、省级、地市、区县级互联互通的四级信息网络。建设结构合理、技术领先、勇于创新、具有国际视野及话语权的高层次人才队伍。科普宣传和风险交流工作更具系统性、群众性、社会性。

深入开展爱国卫生运动

國家卫生健康委员会规划发展与信息化司

爱国卫生运动是我们党把群众路线运用于卫生防病工作的伟大创举和成功实践，是中国特色社会主义事业的重要组成部分。《规划》就深入开展爱国卫生运动作出部署。

一、爱国卫生工作取得的成效

"十三五"期间，全国各级爱卫会办公室在党委政府领导下，强化部门协同配合，以城乡环境卫生整洁行动、农村"厕所革命"、卫生城镇创建、健康城市建设、健康科普等为重点，大力整治城乡环境卫生，完善环境卫生基础设施建设，建立健全环境卫生长效管理机制，宣传科普卫生健康知识，倡导健康生活理念，组织动员人民群众解决生产生活中的突出卫生健康问题，取得显著成效。截至 2020 年，人均预期寿命达 77.93 岁，5 岁以下儿童死亡率降至 7.5‰，孕产妇死亡率降至 16.9/10 万。

（一）持续强化环境卫生整治，城乡环境发生了翻天覆地的变化。全国爱卫会各成员部门通力协作，组织实施了两轮城乡环境卫生整洁行动，开展农村人居环境整治，扎实推动农村厕所革命，深入推进"蓝天""碧水"和"净土"保卫战，城乡人居环境持续向好。截至 2020 年，全国城市生活垃圾无害化处理率达 99.7%，农村卫生厕所普及率达到 68% 以上，地级及以上城市平均空气质量优良天数比率达 87%。

（二）广泛倡导健康生活方式，全民健康素养显著提升。组织开展"世界卫生日""爱国卫生月"等健康主题宣传，全面推进"三减三健"活动，实施全民健身计划，全方位、多层次开展健康知识普及，群众健康知识知晓率稳步提升。特别是新冠病毒感染疫情发生后，启动实施了倡导文明健康、绿色环保生活方式的活动，促进群众养成健康生活习惯，有效提升了个人防病意识和自我防护能力。截至 2020 年，经常参加体育锻炼人数比例达 37.2%，居民健康素养水平达 23.15%。

（三）深入推进卫生城镇创建和健康城镇建设，社会健康治理水平持续提高。深入开展卫生城镇创建，推动城市卫生管理走上常态化、规范化轨道，全国三分之二的地市已创建成为国家卫生城市。全面启动健康城镇建设，广泛开展健康细胞建设，推动将健康融入城市规划、建设、管理全过程各环节，推出了一批全国健康城市建设样板市，有力推动从环境卫生治理向全面社会健康管理转变，为建设健康中国奠定了良好基础。

（四）始终坚持预防为主、综合治理，公共卫生安全得到有力维护。通过有效的社会动员，把预防为主的理念和行动深入到每一个社区、家庭和个人，构筑起联防联控、群防群控、群专结合的"防疫大堤"，有效防控了寨卡病毒病、登革热、新冠病毒感染等重大传染病疫情。同时，也为实现重大自然灾害"大灾之后无大疫"，保障世博会、奥运会等重大活动顺利举办发挥了重要作用。

二、爱国卫生面临的形势及挑战

当前，群众对健康的需求更加多样，爱国卫生运动也面临着一些新形势，**一是**国家治理体系和治理能力现代化对爱国卫生运动提出了新要求；**二是**健康中国战略对爱国卫生运动提出新任务；三是新冠病毒感染疫情对环境卫生长效管理、健康素养提升和文明健康习惯养成等提出新挑战。此外，爱国卫生工作仍然存在着城乡、区域发展不平衡，社会动员能力下降的问题，法治化程度不高，信息化、精细化管理水平有待进一步提升。

三、"十四五"时期爱国卫生重点工作任务

（一）**加强社会健康管理。**一方面，进一步深入开展卫生城镇创建，完善创建标准，优化评审流程，引导推进全域创建和城乡均衡发展，全面推动卫生城镇创建高质量发展；另一方面，积极探索有效工作模式，持续推进健康城镇建设，把全生命周期健康管理理念贯穿城镇规划、建设、管理全过程各环节，加快推进健康村、健康社区、健康机关、健康企业、健康学校、健康促进医院、健康家庭等健康细胞建设，推动健康环境改善、健康服务优

化、健康教育普及和健康行为养成，夯实健康中国建设微观基础。发挥示范引领作用，打造培育一批健康城镇、健康细胞建设样板。

（二）打造城乡健康环境。一方面，主要针对环境卫生管理短板，聚焦市场、小餐饮店等重点场所和老旧小区、城中村、城乡接合部等薄弱环节，全面推进城乡环境卫生综合整治，强化病媒生物防制，促进各地加快完善环境卫生治理长效机制，打造干净整洁、美丽宜居的城乡人居环境；另一方面，聚焦垃圾、污水、厕所、饮用水等公共卫生设施，提出加快垃圾污水治理、全面推进厕所革命、切实保障饮用水安全的具体措施。

（三）创新社会动员机制。主要针对群众健康素养水平参差不齐、动员力下降等问题，全面总结推广新冠病毒感染疫情防控中的好经验、好做法，促进爱国卫生与基层治理相融合，引导群众养成良好的文明卫生习惯，倡导自主自律的健康生活，践行绿色环保的生活理念。同时，发挥村规民约、居民公约的积极作用，推广居民健康管理互助小组、周末大扫除、卫生清洁日等各地的好经验、好做法，完善社会力量参与机制，推动爱国卫生融入群众日常生活，形成全社会关心、支持和参与的爱国卫生运动良好格局。

第三章

全周期保障人群健康

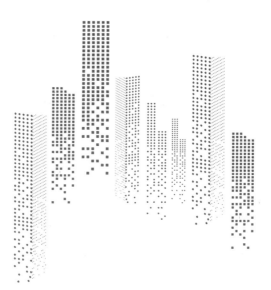

推动实现适度生育水平

══ 国家卫生健康委员会人口监测与家庭发展司 ══

人口发展是关系中华民族发展的大事情。党和国家始终坚持人口与发展综合决策，走出一条中国特色统筹治理人口的道路，有力促进了经济发展和社会进步，为全面建成小康社会奠定了坚实基础。新形势下，要深入学习贯彻党中央有关人口工作的重大决策部署精神，全面落实优化生育政策各项工作，推动实现适度生育水平，促进人口长期均衡发展。

一、新时代人口工作取得了重要成就

党的十八大以来，以习近平同志为核心的党中央高度重视人口问题，科学把握人口发展规律，着眼现代化建设全局，作出了逐步调整完善生育政策、促进人口长期均衡发展的战略决策。人口工作的思路和方法实现了历史性转变，不断开辟新境界，取得新成就。据统计，0~14 岁少儿人口占总人口比重从 2010 年的 16.60% 提高到 2021 年的 17.47%。出生人口中二孩及以上占比由政策调整前的 35% 左右提高到近年来的 55% 以上。出生人口性别比从 2010 年的 118 降至 2021 年的 110 左右，逐步趋于正常水平。居民人均预期寿命由 2010 年的 74.8 岁提高到 2021 年的 78.2 岁。劳动年龄人口平均受教育年限由 2010 年的 9.1 年提高到 2021 年的 10.9 年。常住人口城镇化率由 2010 年的 49.68% 上升到 2021 年的 64.72%。

党的十九大以来，生育政策调整力度大、生育支持措施出台多、服务管理改革全面深入、人民群众满意度获得感不断增强。

（一）促进人口长期均衡发展新的战略目标得到确立。2021 年 6 月，中共中央、国务院印发《关于优化生育政策促进人口长期均衡发展的决定》（以下简称《决定》）。这是以习近平同志为核心的党中央着眼于中华民族伟大复兴，统筹人口与经济社会发展全局作出的重大战略部署。《决定》提出，到 2025 年，"积极生育支持政策体系基本建立"；到 2035 年，"生育水平更加适度，人口结构进一步改善"，明确了新时代人口发展的战略目标和实现路径。

（二）人口工作领导机制进一步健全和落实。2022 年 7 月，国务院建立优化生育政策工作部际联席会议制度，国务院分管领导同志担任召集人，26 个部门参加，统筹协调全国优化生育政策工作，研究并推进实施重大政策措施。继续坚持各省、自治区、直辖市党委和政府每年向党中央和国务院报告人口工作情况制度。

（三）生育支持政策体系逐步建立和完善。印发《决定》任务分工方案，明确党中央、国务院 47 个部门的职责分工和重点任务。2022 年 7 月，国家卫生健康委员会、国家发展和改革委员会等 17 部门联合印发《关于进一步完善和落实积极生育支持措施的指导意见》，从 7 个方面提出 20 项政策措施，进一步深化、细化、实化《决定》提出的任务和要求。国办先后印发《关于促进 3 岁以下婴幼儿照护服务发展的指导意见》《关于促进养老托育服务健康发展的意见》，"千人口托位数 4.5"作为"十四五"时期经济社会发展 20 个主要指标之一。

（四）人口和生育服务管理改革全面深化。加强全员人口信息应用管理，建成 422 个县区组成的人口监测网络，持续开展人口与生育状况调查。全面落实生育登记制度，实现"网上办理""跨省通办"，推进"出生一件事"联办。动态调整计划生育家庭特别扶助金标准。会同中国计划生育协会积极开展"暖心行动"，扎牢织密帮扶安全网，更好地保障计划生育家庭合法权益。

二、准确理解新时代人口工作的新任务和新要求

（一）牢牢把握实现中国式现代化这一主线。党的二十大报告对"中国式现代化"作了全面深刻的阐释，即中国式现代化是人口规模巨大的现代化，是全体人民共同富裕的现代化，是物质文明和精神文明相协调的现代化，是人与自然和谐共生的现代化，是走和平发展道路的现代化。

中国式现代化与人口问题密切相关，对做好新时代人口工作提出了新的更高的要求。中国式现代化的首要特征是人口规模巨大。人口问题始终是我国发展面临的基础性、全局性、战略性问题，回顾党的百年奋斗历程，在革命、建设、改革等各个历史时

期面临的重大问题都与人口问题密切相关。新时代，实现十四亿多人口整体迈进现代化社会，规模超过现有发达国家人口的总和，艰巨性和复杂性前所未有。

实现中国式现代化要求优化生育政策、促进人口长期均衡发展。实施三孩生育政策及配套支持措施，有利于改善人口结构，落实积极应对人口老龄化战略；有利于保持人力资源禀赋优势，应对世界百年未有之大变局；有利于平缓总和生育率下降趋势，推动实现适度生育水平；有利于巩固全面建成小康社会成果，促进人与自然和谐共生。做好新时代人口工作，将为实现中国式现代化提供坚实基础和持久动力。

（二）持续推进优化人口发展战略这一重大任务。党的二十大报告突出强调了人口发展战略的重要意义，提出"优化人口发展战略"。近年来我国年度出生人口数量持续下行，从 2016 年的 1 883 万人下降到 2022 年的 956 万人；妇女总和生育率从 2016 年的 1.77 下降到 2022 年的 1.10 以下。2021 年国家卫生健康委员会调查显示，育龄妇女平均打算生育子女数为 1.64 个，低于 2017 年的 1.76 个和 2019 年的 1.73 个，"90 后""00 后"仅为 1.54 个和 1.48 个。低生育率和少子化成为影响人口长期均衡发展的最主要风险。必须坚持底线思维和问题导向，把新时代人口发展态势和问题研究透彻、分析清楚，为中央科学决策提供有力支撑。

优化人口发展战略，必须对标中央关于现代化建设的总体战略安排，着眼 2035 年基本实现现代化、2050 年全面建成富强民主文明和谐美丽的社会主义现代化强国的目标，科学制定人口发展规划。人口规模巨大既是优势又是动力，也蕴藏着风险与挑战。要增强预见性，把握主动权，最大限度发挥人口对经济社会发展的能动作用，减少"少子老龄化"带来的负面影响。

我国人口发展具有自身的鲜明特点，但仍遵循着世界人口发展的基本规律。国际上发达国家人口发展中出现的问题及应对策略，对我们解决自身问题具有很好的借鉴作用。比如，欧美低生育率国家在应对低生育率方面采取的经济支持、时间支持、服务支持等政策措施及其实现路径，日本、韩国等在提高生育水平方面有哪些经验教训等，值得认真分析研究，择其善者而从之。

（三）加快建立生育支持政策体系这一重大部署。党的二十大报告提出"建立生育支持政策体系，降低生育、养育、教育成本"。这项重要任务写入党的二十大报告，明确了生育支持的导向和目标。建立生育支持政策体系的出发点和落脚点是降低"三育"成本。当前，经济负担、子女照料、女性对职业发展的担忧等仍是制约家庭生育的主要因素，归根到底是生育、养育子女的成本太高。要解决群众后顾之忧，必须统筹考虑各种制约因素，对症下药，精准施策，切实减轻家庭负担。生育支持政策体系应该是全方位、立体化、多层次、能落地的多种政策措施组合。

建立生育支持政策体系应立足于人口治理现代化。建立生育支持政策体系是人口工作的重大变革，工作思路、方法和手段要根据新的形势和任务积极转变，不断提升现代人口治理能力和水平。努力提升生育水平，提高人口素质，改善人口结构，优化人口分布，促进人口长期均衡发展；重视增强生育政策包容性，优化生育养育综合服务，促进生育友好、儿童优先和家庭发展。

建立生育支持政策体系要持续加快推进。人口问题具有长期性、系统性和综合性的特征，人口问题一旦浮现出来，常常已经错过最佳解决时机。有研究表明，欧洲国家出台生育支持政策时，总和生育率已低至 1.5 以下，之后采取一系列积极支持措施，约十年后总和生育率才缓慢回升。我们要紧紧抓住"十四五"人口发展的重要窗口期，加快推进生育支持各项工作。

三、全力推动优化生育政策各项重点任务落到实处

"十四五"时期，要深入学习贯彻党的二十大和《决定》精神，凝心聚力，锐意进取，把中央提出的新任务、新要求转化为具体的政策措施，落地落实落细，奋力开创人口工作新局面。

（一）积极抓好工作部署推动。要充分发挥好优化生育政策工作部际联席会议制度等工作机制的作用，完善新时代目标管理责任制，组织做好全国生育友好工作先进单位创建等活动，加强基层网络队伍建设，全面提高服务管理能力。

（二）深入研究重大人口问题。充分发挥科研机构和专家学者的作用，加强人口监测，准确研判态势。加强人口与经济社会、资源环境、科技进步、民族团结、国家安全等重大问题研究，研究提出提升生育水平、防止总人口失速下滑的对策，研究提出促

进人口长期均衡发展以及生育友好社会环境评估指标体系等，加强政策储备，谋定后动，保障新时代人口工作行稳致远。

（三）加快建立生育支持政策体系。落实中央关于人口高质量发展的有关要求，建立健全生育支持政策体系，大力发展普惠托育服务体系，推动建设生育友好型社会。要鼓励地方在降低生育、养育、教育成本方面积极探索、大胆创新，在"十四五"期末，使家庭负担有效降低，群众获得感、幸福感明显增强。

（四）加快发展普惠托育服务体系。推动各级各部门积极行动，着力补齐托育服务的短板，打造多元化、多样化、覆盖城乡的普惠托育服务体系，确保"十四五"期末完成"千人口托育数4.5"的目标。有效解决一批难点、堵点问题，把托育机构成本降下来，把收托价格降下来，保障绝大多数家庭能够"托得起"。加强对家长和监护人的指导，提高家庭科学育儿能力，做好农村婴幼儿的照护服务。

（五）扎实做好计划生育家庭扶助关怀工作。对全面两孩政策调整前的独生子女家庭和农村计划生育双女家庭，继续实行现行各项奖励扶助制度和优惠政策，维护好计划生育家庭合法权益。以生活、养老、医疗、精神慰藉为重点，建立健全特殊家庭全方位帮扶保障制度，全面落实好双岗联系人、家庭医生签约服务、优先便利医疗服务"三个全覆盖"。建立健全政府主导、社会组织参与的扶助关怀工作机制，深入开展"暖心行动"。

（六）广泛开展学习宣传和倡导。深入学习宣传党的二十大和

《决定》精神，贯彻落实中央关于新时代人口工作的重大决策部署，统一各级各部门的思想和行动。大力提倡适龄婚育、优生优育、夫妻共担育儿责任，尊重生育的社会价值，重视家庭家教家风建设，建设新型婚育文化，营造生育友好的社会环境。

发展婴幼儿照护服务
启动国民健康促进的新开端

中国宏观经济研究院社会发展所　张本波

3岁以下婴幼儿阶段是一个人全面发展的开端,事关婴幼儿健康成长,事关千家万户。婴幼儿照护服务是生命全周期健康服务的重要内容,对于促进婴幼儿在身体发育、动作、语言、认知、情感与社会性等方面的全面发展,具有重要作用。当前,随着经济社会的不断发展,特别是三孩生育政策落地实施,托育服务需求持续增长,3岁以下婴幼儿照护的重要性紧迫性日益凸显。《规划》把发展婴幼儿照护服务作为全周期保障人群健康的重要内容,是建设健康中国、全面提升国民健康水平的基础工程。

一、婴幼儿照护服务发展已取得良好的开局

党的十九大以来,党和政府高度重视婴幼儿照护服务,加快建立顶层设计和支持政策体系,鼓励社会力量积极参与,婴幼儿照护服务发展取得初步成效。

(一)政策法规体系初步建立。2019年,国务院办公厅印发

《关于促进 3 岁以下婴幼儿照护服务发展的指导意见》，为新时代发展托育服务指明了方向。党的十九届五中全会明确实施积极应对人口老龄化国家战略，提出了"发展普惠托育服务体系，降低生育、养育、教育成本"的要求。2020 年，国务院办公厅印发《关于促进养老托育服务健康发展的意见》，提出了发展托育服务的具体举措。2021 年，《"十四五"规划纲要》将每千人口拥有 3 岁以下婴幼儿托位数纳入主要指标。中共中央、国务院印发《决定》，明确了发展普惠托育服务体系的实现路径；新修订的《中华人民共和国人口与计划生育法》（以下简称《人口与计划生育法》）将托育服务纳入其中。

（二）标准规范体系初步建立。2019 年起，国家卫生健康委员会先后印发《托育机构设置标准（试行）》《托育机构管理规范（试行）》《托育机构保育指导大纲（试行）》《托育机构婴幼儿伤害预防指南（试行）》《婴幼儿营养喂养指南》，发布《全国托育服务统计调查制度》，为托育服务规范化、专业化发展提供了遵循。国家卫生健康委员会、中央机构编制委员会办公室、民政部、市场监管总局联合印发《托育机构登记和备案管理办法（试行）》，加强托育机构监督管理。教育部印发《职业教育目录（2021 年）》，明确在中职、高职专科、高职本科阶段设置婴幼儿托育专业，国家卫生健康委员会印发《托育机构负责人培训大纲》《托育机构保育人员培训大纲》，人力资源和社会保障部发布《保育师国家职业资格标准》，加快推进托育服务队伍建设。住房和城乡建设部印发《托儿所幼儿园建筑设计规范（2019 年）》，住房和城乡建设部、国家发展和改革委员会研究制定《托育机构建筑标准》,规范了托育机构建设要求。

(三)托育服务供给出现良好势头。2019 年以来,各级党委和政府对发展托育服务、促进民生发展的重要性形成共识,积极开展有益探索,有效发挥政府引导作用,有力激发社会力量投资意愿,命名首批全国婴幼儿照护服务示范城市。数万家托育机构提供了涵盖全日托、半日托、计时托、临时托等多种形式的托育服务,逐步发展出了商业综合体嵌入、社区办点、幼儿园延伸、家庭"邻托"、企业福利、上门服务等多种模式。行业协会和民间团体自发成立托育服务行业协会,开展各种活动。线上托育等新模式得到初步发展,互联网、大数据、物联网、区块链、人工智能等信息技术的应用,将为"互联网 + 托育"的进一步发展提供有力支撑。

二、婴幼儿照护服务仍是国民健康促进的短板

当前,我国婴幼儿照护服务处于起步阶段,存在供给总量不足、基础设施建设缺口大等问题,也面临着支持政策有限、专业人才匮乏、监督管理手段缺乏等问题。

(一)服务供需矛盾突出。我国约 35% 的婴幼儿家庭存在入托意愿,而各类托育机构提供的托位数约占婴幼儿家庭数的 6%。托育服务价格普遍偏高,超出多数家庭的可承担能力。服务对象以 2 岁以上婴幼儿为主,城乡之间、地区之间的服务资源分布不

均衡。大多数家庭期待的安全质优、价格适中、方便可及的普惠服务匮乏。

（二）**人才队伍严重不足。**人才培养体系尚不健全，专业化、规模化培养能力有待形成。技能培训能力薄弱，培训标准缺乏，从业人员职业素养不高。职业资格认证门槛低，岗位晋升通道不畅，托育职业缺乏社会广泛认可和职业吸引力，半数以上从业人员对职业发展缺乏稳定预期。

（三）**发展环境有待优化。**社会力量发展托育服务存在堵点难点，支持政策亟待完善。综合监管机制尚不健全，服务管理盲区依然存在。应急管理机制尚未形成，科学应对突发事件能力不足，有效防范各类风险的意识不强。群众对托育服务知晓度和接受度不高。

三、发展婴幼儿照护服务需要切实可行的举措

"十四五"时期，婴幼儿照护服务发展的挑战与机遇并存，总体而言机遇大于挑战。《规划》坚持问题导向，提出健全支持婴幼儿照护服务发展的政策体系，发展多种形式的婴幼儿照护服务，以满足人民群众多层次、多样化服务需求。

（一）**重视健全政策体系。**《规划》一方面强调完善托育机构设置标准和管理规范，建立健全备案登记、信息公示和质量评估等制度，加快推进托育服务专业化、标准化、规范化建设；另一方面提出研究制定托育从业人员学历教育和相关职业标准，建立

综合监管机制，加强行业自律和社会监督，提高保育保教质量和水平。

（二）**重视提升托育服务供给能力**。《规划》提出，到 2025年，每千人口拥有 3 岁以下婴幼儿托位数达到 4.5 个。重点发展贴近家庭的社区托育服务设施，完善社区婴幼儿活动场所和设施；鼓励社会力量建设普惠托育服务设施，支持建设具有示范效应的托育机构；研究出台家庭托育点管理办法，支持隔代照料、家庭互助等照护模式。支持有条件的用人单位单独或联合相关单位在工作场所为职工提供托育服务。

（三）**重视提高家庭照护能力**。《规划》提出要鼓励专业机构和社会组织提供家庭育儿指导服务。支持"互联网＋托育服务"发展，打造一批关键共性技术的网络平台及直播教室，支持优质机构、行业协会开发公益课程，帮助家庭提高照护能力。

全力保障妇女儿童健康

国家卫生健康委员会妇幼健康司

妇女儿童健康是全民健康的基石，是人类可持续发展的前提。近年来，在党中央和国务院的坚强领导下，我们努力顺应新时代新要求和人民对美好生活的新期待，加强顶层设计、巩固完善制度、优化配置资源，如期实现"十三五"规划、中国妇女儿童发展纲要妇幼健康领域相关目标，妇女儿童健康水平显著提升。

一是妇幼健康制度建设进一步完善。始终秉持"儿童优先、母亲安全"理念，坚持保健与临床相结合、个体与群体相结合、中医与西医相结合的中国特色妇幼健康发展道路，落实中国妇女儿童发展纲要，启动妇幼健康促进行动，建立完善母婴安全五项制度，在实施母婴安全行动计划和健康儿童行动计划的基础上，持续开展母婴安全行动提升计划和健康儿童行动提升计划，妇幼健康制度建设不断完善。

二是妇幼健康服务能力持续提高。连续实施了妇幼健康保障工程、妇幼保健机构能力建设项目，和基层产科、新生儿科医师和县级儿童保健人员培训项目，以妇幼保健机构、妇女儿童医院为核心、以基层医疗卫生机构为基础、以大中型综合医

135

院和相关科研教学机构为支撑的中国特色妇幼健康服务体系不断健全。截至目前,全国共有妇幼保健机构3 083家,妇幼保健机构总职工数达到60.86万人,床位数达到27.7万张。全国共有妇产医院793家,儿童医院151家,妇产科医师数达到37.3万人,儿科医师人数增长到20.6万人。同时,"云上妇幼""智慧妇幼"等创新模式不断推进。妇幼健康服务能力持续提高。

三是妇幼健康服务内涵不断深化。科学设置机构评审标准,全面开展妇幼保健机构绩效考核,发挥绩效考核"指挥棒"作用,引导妇幼保健机构深化内涵建设。推动妇幼保健机构以服务人群为中心实施大部制改革重组,打破按照诊疗科室设置的临床、保健分设格局,创新服务模式、优化诊疗流程,促进妇幼健康服务防治深度融合、链条全程整合。强化妇幼健康特色专科建设的示范引领作用,建设孕产期、新生儿、更年期保健特色专科单位119个,建设国家级儿童早期发展示范基地50个,在全国1 200个县(市、区)实施婴幼儿营养喂养咨询指导能力提升培训项目。印发《3岁以下婴幼儿健康养育照护指南(试行)》,实施"助力乡村振兴战略——基层儿童早期发展项目",增强婴幼儿养育人养育照护知识和技能。印发推进妇幼健康领域中医药工作实施方案,促进妇幼健康与中医药融合发展。全面推进出生医学证明管理信息化和电子证照建设,支持省级"云上妇幼"远程医疗平台建设,推广各地"智慧妇幼"经验做法,不断改善群众就医体验。

四是妇女儿童重点健康问题逐步得到解决。坚持问题导向，积极落实出生缺陷三级预防措施，把好婚前、孕前、孕期、新生儿期四道防线。建立新周期出生缺陷干预救助项目监督管理工作机制，确保项目资金安全和实施成效，救助困难家庭出生缺陷患儿近 1.7 万名。唐氏综合征、神经管缺陷等严重致残出生缺陷发生率比 2015 年下降 24.1%，出生缺陷导致的婴儿死亡率、5 岁以下儿童死亡率分别从 1.5‰、1.7‰降至 1.1‰、1.2‰，下降幅度达 26.7%、29.4%。全面开展预防艾滋病、梅毒和乙肝母婴传播工作，全国艾滋病母婴传播率从干预前的 34.8% 降至 3.3%，全国 5 岁以下儿童乙肝病毒感染率降至 0.3% 以下。多措并举推动妇女宫颈癌、乳腺癌防治，截至 2021 年，全国累计开展免费宫颈癌筛查 1.8 亿人次，乳腺癌筛查 1 亿人次。推进 HPV 疫苗有序接种，广东、福建、海南 3 省启动实施全省适龄女孩免费接种 HPV 疫苗惠民政策。在健康中国行动创新模式试点的 15 个城市，探索宫颈癌综合防治模式。印发《加速消除宫颈癌行动计划（2023—2030 年）》，推动宫颈癌防治工作取得新突破。促进儿童健康均衡营养，推动近视防控和孤独症防治工作关口前移，儿童眼保健和视力检查覆盖率达 93%，"小眼镜""小胖子"等问题正在得到积极干预。

五是妇幼健康均等化水平不断提升。持续推进国家基本公共卫生服务、儿童营养改善、孕前优生健康检查、农村妇女宫颈癌、乳腺癌检查等项目，优先重点覆盖到所有原国家级贫困县，着力解决妇幼健康事业发展不平衡不充分问题。全国孕产妇住院分娩率持续稳定在 99% 以上，孕产妇系统管理率、儿童健康管理率保持在 90% 以上。妇女儿童健康水平城乡、地区间差距进一步缩小，妇幼健康服务的公平性、可及性不断增强。

2022 年我国孕产妇死亡率已下降到 15.7/10 万，婴儿死亡率、5 岁以下儿童死亡率分别下降到 4.9‰ 和 6.8‰，降至历史最低水平，我国妇幼健康核心指标水平位居全球中高收入国家前列，妇女儿童健康水平迈上新台阶。

"十四五"期间，我们将坚持以妇女儿童健康为中心，以满足广大妇女儿童的新期待为奋斗目标，持续贯彻落实《中国妇女发展纲要（2021—2030 年）》《中国儿童发展纲要（2021—2030 年）》和《规划》，积极推进健康中国建设，完善生育支持政策体系，以"三提升""两消除""两促进""两融合"等系列行动计划为抓手，以强基固本、做大做强妇幼体系为根基，提升优生优育服务水平，促进妇女儿童健康全面发展。"三提升"即母婴安全行动提升计划、健康儿童行动提升计划和出生缺陷防治能力提升计划，进一步巩固落实母婴安全五项制度，强化出生缺陷综合防治，提升儿童健康水平。"两消除"即启动实施消除艾滋病、梅毒和乙肝母婴传播行动计划和加速消除宫颈癌行动计划，聚焦妇女儿童重点疾病，推动防治工作取得新突破。"两促进"即母乳喂养促进行动计划和生殖健康促进行动方案，立足打造母乳喂养全社会支持体系，满足广大群众生殖健康新需求，促进家庭和谐幸福。"两融合"即推进妇幼健康中医药有机融合，妇幼健康党建文化深度融合，凝聚"党建引领、文化铸魂"的精神力量。通过系列行动计划和策略措施，持续完善妇幼健康服务体系，用心用情为妇女儿童提供好生命全周期健康服务，奋力推进新时代妇幼健康事业高质量发展，为推进中国式现代化贡献妇幼力量。

促进老年人健康

国家卫生健康委员会老龄健康司

党中央、国务院高度重视老龄健康工作。党的十九届五中全会明确提出实施积极应对人口老龄化国家战略。2021年重阳节前夕，习近平总书记对老龄工作作出重要指示，要求"把积极老龄观、健康老龄化理念融入经济社会发展全过程"，"加快健全社会保障体系、养老服务体系、健康支撑体系"，"让老年人共享改革发展成果、安享幸福晚年"。中共中央、国务院印发《关于加强新时代老龄工作的意见》，要求不断完善老年人健康支撑体系，提高老年人健康服务和管理水平，加强失能老年人长期照护服务和保障，深入推进医养结合。

"十三五"时期，在以习近平同志为核心的党中央的坚强领导下，卫生健康等部门砥砺创新，积极推进老龄健康事业，深化体制机制改革，各项工作取得了新的进展，为进一步提高老年人健康水平奠定了坚实基础。健康中国行动老年健康促进行动全面启动，各项工作顺利推进。包括健康教育、预防保健、疾病诊治、康复护理、长期照护、安宁疗护六个环节的老年健康服务体系初步建立。在健康教育方面，开展"全国老年健康宣传周"活动和"世界阿尔茨海默病日"宣传活动，开发老年健康教育科普视频，印发老年健康系列核心信息，提高老年人主动健康能力。**在预防保健方面**，将老年健康与医养结合服务纳入国家基本公共卫生服务项目，组织开展老年人失能（失智）预防干预工作，推动落实老年人健康管理服务，开展老年口腔健康、老年心理关爱和老年营养改善等行动。**在疾病诊治方面**，印发《关于开展建设老年友善医疗机构工作的通知》《关于实施进一步便利老年人就医举措的通知》，全面落实老年人医疗服务优待政策，为老年人提供便利就医服务。**在康复护理方面**，印发《关于加强老年护理服务工作的通知》《关于加快推进康复医疗工作发展的意见》，推动医疗资源丰富地区的部分一级、二级医院转型为护理院、康复医院。**在长期照护方面**，部署开展老年护理需求评估，加强老年人居家医疗服务，推进"互联网＋护理服务"，推动构建从居家到社区到机构的长期照护服务体系。**在安宁疗护方面**，启动两批91个市（区）国家安宁疗护试点，形成医院、社区、居家、医养结合和远程5种服务模式。

为提高老年人健康管理水平，国家基本公共卫生项目设立老年人健康管理服务项目，由基层医疗卫生机构每年为辖区内65岁及以上老年人提供一次健康管理服务，包含生活方式和健康状况评估、体格检查、辅助检查和针对性健康指导四项内容。2021年，我国在城乡社区获得健康管理服务的65岁及以上老年人达到1.2亿。老年医学科主要收治老年综合征、共病以及其他急、慢性疾病老年患者，采用老年综合评估常规模式、共病处理模式和多学科团队工作模式，对老年患者进行医疗救治，最大程度维持和恢复老年患者的功能状态。截至 2021 年底，全国设有老年医学科的二级及以上综合性医院 4 685 个，建成老年友善医疗卫生机构约 2.1 万个，设有安宁疗护科的医疗卫生机构超过 1 000 个。

医养结合深入推进。经国务院同意，国家卫生健康委员会会同国家发展和改革委员会等部门印发《关于深入推进医养结合发展的若干意见》《关于进一步推进医养结合发展的指导意见》，出台支持性措施。出台《医养结合机构管理指南（试行）》《医养结合机构服务指南（试行）》《医疗卫生机构与养老服务机构签约合作服务指南》，规范服务与管理。开展社区医养结合能力提升行动，联合国家发展和改革委员会等部门实施积极应对人口老龄化工程，支持医疗机构开展医养结合服务。实施医养结合示范项目，开展示范省（自治区、直辖市）、示范县（市、区）和示范机构创建。连续三年开展医养结合机构服务质量提升行动，组织老龄健康医养结合远程协同服务试点。推动高等职业教育本科专业增设"医养照护与管理"专业，实施医养结合人才能力提升培训项目。会同工业和信息化部实施智慧健康养老产业发展行动，开展智慧健康养老应用试点示范。截至 2022 年底，全国医疗卫生机构与养老服务机构建立签约合作关系的共有 8.4 万对，两证齐全（具备医疗卫生机构资质，并进行养老机构备案）的医养结合机构 6 986 家。

"十四五"时期，我国人口老龄化程度将进一步加深，60 岁及以上人口占总人口比例将超过 20%，进入中度老龄化社会。老年人健康状况不容乐观，增龄伴随的认知、运动、感官功能下降以及营养、心理等健康问题日益突出，78% 以上的老年人至少患有一种慢性病，失能老年人数量将持续增加。相比老年人的健康需求，与促进健康老龄化相关的机构、队伍、服务和政策支持存在不足。表现在：老年健康促进专业机构缺乏，老年期重点疾病防控力量薄弱；老年医疗卫生机构发展不充分，康复医院、护理院、安宁疗护中心数量严重不足，存在较大的城乡、区域差距；医疗卫生机构的老年友善程度不高，老年人就医体验有待改善；老年医学及相关学科发展滞后，老年综合评估、老年综合征管理和多学科诊疗等老年健康服务基础薄弱；老年健康服务人员尤其是基层人员缺乏，老年人居家医疗以及失能老年人照护服务能力亟待加强；老年健康保障机制尚不完善，稳定的长期照护费用支付机制尚未全面建立。

面临问题和困难的同时，也有机遇。我国转向高质量发展阶段，经济实力不断增强，为实现健康老龄化提供了较为坚实的物质基础。国家把保障人民健康放在优先发展的战略位置，深入实施健康中国行动，为实现健康老龄化提供了有利发展环境。我国促进健康老龄化的制度安排不断完善，医药卫生体制改革持续深入推进，疾控体系改革不断深化，医疗卫生领域科技创新能力持续增强，人工智能应用日益深入，互联网等信息技术快速发展，持续推动健康老龄化具备多方面优势和条件。"十四五"时期，低龄老年人比重增加，老年人受教育水平提高，健康需求日益旺盛，健康产品和服务消费能力不断增强。"十四五"期间，将进一步加强老年人健康服务，促进老年人健康。

一是加强老年预防保健。"十四五"期间，国家卫生健康委员会将会同有关部门，开发老年健康教育科普教材，开展老年人健康素养促进项目，做好老年健康教育。加强老年期重点疾病的早期筛查和健康管理，到 2025 年，65 岁及以上老年人城乡社区规范化健康管理服务率达到 65% 以上。实施老年人失能预防与干预项目，开展老年口腔健康、老年心理关爱、老年营养改善和老年痴呆防治促进等行动，延缓功能衰退。

二是进一步提升老年医疗和康复护理服务水平。"十四五"期间，国家卫生健康委员会将会同有关部门，加快建设老年友善医疗机构，开展老年健康机构（科室）规范化建设。到 2025 年，二级及以上综合性医院设立老年医学科的比例达到 60% 以上。推动开展老年人健康综合评估和老年综合征诊治，促进老年医疗服务从单病种向多病共治转变。支持各地结合实际开展基本公共卫生服务项目失能老年人健康评估与健康服务。推动建立长期照护服务体系，扩大照护服务队伍，完善从居家、社区到专业机构的长期照护服务模式。提升基层医疗卫生机构康复护理服务能力，开展老年医疗护理、家庭病床、居家护理等服务，推动医疗卫生服务向社区、家庭延伸。支持有条件的医疗机构与残疾人康复机构等开展合作。稳步扩大安宁疗护试点。

三是提升医养结合发展水平。健全医疗卫生机构和养老服务机构合作机制，为老年人提供治疗期住院、康复期护理、稳定期生活照料、安宁疗护一体化的服务。支持医疗资源丰富地区的二级及以下医疗机构转型，开展康复、护理以及医养结合服务。进一步增加居家、社区、机构等医养结合服务供给。鼓励农村地区通过托管运营、毗邻建设、签约合作等多种方式实现医养资源共享。开展医养结合示范项目，提升服务质量和水平。

加强职业健康保护

一、强化职业健康危害源头预防和风险管控

预防和控制职业病的发生，关键在于预防。2019 年以来，国家卫生健康委员会联合 10 部委开展尘肺病防治攻坚行动，实现了"摸清底数，加强预防，控制增量，保障存量"的工作目标。各地在矿山、冶金、机械、化工、建材、电子、医药等重点行业领域开展职业病危害治理工作，职业病危害项目申报率、工作场所职业病危害因素检测率、职业健康监护率，以及主要负责人、职业健康管理人员和劳动者培训率等均大幅提高，有效改善了劳动条件和作业环境。国家卫生健康委员会印发《关于深入开展职业病危害专项治理工作的通知》，自 2022 年 1 月起至 2025 年 12 月在全国范围深入开展职业病危害专项治理工作，推动用人单位全面落实职业病危害项目申报、建设项目职业病防护设施"三同时"、工作场所职业病危害因素检测、职业健康监护及培训等主体责任，切实保护劳动者职业健康。

国家卫生健康委员会将职业病防治纳入基本公共卫生服务项目，将全部职业病病种纳入职业病及危害因素监测范围，监测县

区覆盖率达 95% 以上。制订完善监测办法、技术规范和风险评估指南，建立风险监测、精准监管、及时整改、持续改进的工作机制。持续加大主动监测力度，累计对 24 万家中小微企业工作场所开展职业病危害因素检测，对 30 万名中小微型企业接尘人员进行免费职业健康检查，做到早发现早治疗，防止接尘劳动者由疑似尘肺、轻度尘肺向重度尘肺发展，及时发现和整改问题。

二、完善职业病诊断和救治保障措施

一是加强职业病防治服务能力建设。全国现有职业健康检查机构 5 067 家，职业病诊断机构 588 家，实现了"地市能诊断，县区能体检"的目标。持续加大中央财政资金投入，加强职业病诊断机构能力提升和基层尘肺病康复站点建设。2020 年至 2022 年，中央财政资金支持建设的 829 家尘肺病康复站点，已覆盖辖区内近 20 万名尘肺病患者，提供康复服务 45 万人次。通过康复服务，减少了尘肺病患者住院次数和住院费用支出，提高了尘肺病患者的生活质量，患者对康复服务满意度达 96%。二是组织开展尘肺病、职业性肿瘤等重点职业病的致病机理、早期诊断、临床诊疗及健康监护关键技术研究，为完善职业病防治政策和标准提供科学依据。三是提高职业病患者救治救助水平。先后将尘肺纳入农村贫困人口大病专项救治病种和防止因病返贫监测病种，进行保障和救治，职业病患者医疗费用负担明显减轻，职业病患者社会救助力度不断加大。配合人力资源社会保障部门开展尘肺病重点行业工伤保险扩面专项行动,提升尘肺病工伤职工待遇保障能力和水平。

"十四五"期间,将继续强化尘肺病等职业病患者救治保障力度,实施分类救治救助,对未参加工伤保险且用人单位不存在或无法确定劳动关系的尘肺病患者,推动落实基本医疗保障和基本生活救助政策。

三、深入开展职业健康保护行动

一是推动健康企业建设。健康企业建设是健康细胞建设的重要内容。2019年全国爱卫办、国家卫生健康委员会、工业和信息化部、生态环境部、中华全国总工会、中国共产主义青年团中央委员会、中华全国妇女联合会联合印发《关于推进健康企业建设的通知》,在全国范围内推动开展健康企业建设。截至2022年底,全国共评选健康企业1.3万家。组织开展健康企业建设优秀案例的征集活动,2022年和2023年共评选出优秀企业案例300个,在国家卫生健康委员会官方网站进行公布宣传。二是国家卫生健康委员会会同中华全国总工会在全国范围内组织开展"职业健康达人"Show短视频征集活动,各地已评选推出4.1万名"职业健康达人",形成了良好的职业健康文化氛围。三是持续推进重点人群职业健康保护科普工作,组织编制职业健康"进企业、进机构、进职业学校"活动科普读物、工作相关肌肉骨骼疾患预防科普指南以及消防员、女职工和尘肺病患者等重点人群职业健康科普指南。

"十四五"期间，将积极推进《职业病分类和目录》调整工作，继续做好健康企业建设，开展"职业健康达人"评选等工作，组织实施重点人群职业健康素养监测与干预，加大职业病和工作相关疾病防治知识科普力度，持续提升重点人群职业健康素养。

四、加强职业病防治法律法规标准体系建设

全国人大常委会先后4次修订《职业病防治法》。国家卫生健康委员会修订发布职业健康检查、职业病诊断与鉴定等多部部门规章，制修订一批职业病防治工作急需的国家职业卫生标准和行业标准。"十四五"期间，将积极推进《职业病防治法》及《职业病危害项目申报办法》等法律和部门规章修订工作，做好急需标准和规范性文件的制修订工作。指导各地加强职业健康地方性法规标准建设。

五、加强职业病防治技术支撑体系建设

一是加强公立机构职业病危害因素监测能力建设。中央转移支付资金支持市县级疾病预防控制机构、职业病防治院（所）购置仪器设备，将职业病防治骨干人才培训纳入卫生健康人才培养项目，编制出版职业病危害监测评估人才培训教材，监测能力显著提升。二是提升技术服务能力。深化"放管服"改革，职业卫

生、放射卫生技术服务机构总数已有 1 822 家，技术服务项目数量不断增加，服务质量逐步提高。**三是推动职业病危害工程防护与技术创新。**国家卫生健康委员会和 20 个省份设立职业卫生工程防护技术支撑机构，职业健康科技研发纳入国家重点研发计划并组织实施。

"十四五"期间，要健全完善国家、省、市、县四级并向乡镇延伸的职业病防治技术支撑体系，进一步加强基础设施、人才队伍和学科建设，提升监测评估、工程防护、诊断救治等技术支撑能力。

加强财政支撑保障
维护国民健康可持续发展

国家卫生健康委员会财务司

一、关于个人卫生支出占卫生总费用的比重

（一）指标意义。个人卫生支出指城乡居民在接受各类医疗卫生服务时的个人负担部分。个人卫生支出占卫生总费用比重是指一个国家或地区卫生总费用中由个人负担的费用比重，是反映城乡居民医疗卫生费用负担程度的评价指标，也是国际上衡量居民医疗卫生费用负担的重要指标。世界卫生组织的研究表明，卫生总费用中个人卫生支出占比每增加1%，家庭发生灾难性卫生支出风险提高2.2%。减轻居民就医负担是保障我国国民病有所医、实现健康中国建设目标的重要内涵，也是《"健康中国2030"规划纲要》明确的13个主要指标之一。通过开展持续性监测，能够及时追踪评价我国居民就医负担情况，为相关政策调整制定提供重要参考。

（二）现状分析。"十三五"期间，我国卫生总费用规模从2015年的40 974.64亿元增加到2020年的72 175.00亿元；占GDP比重从2015年的5.95%上升到2020年的7.12%。筹资

结构持续优化,个人卫生支出从 2016 年的 13 338 亿元增加至 2020 年的 19 959 亿元,年均增长 8.05%,低于卫生总费用增速 1.08 个百分点,占卫生总费用比重从 28.78% 下降至 27.65%,个人筹资相对负担进一步减轻,实现《"十三五"卫生与健康规划》提出的"到 2020 年个人卫生支出占比降至 28% 左右"的目标。

表 2 "十三五"期间我国卫生总费用筹资结构

年份	卫生总费用/亿元	政府卫生支出		社会卫生支出		个人卫生支出	
		费用/亿元	占比/%	费用/亿元	占比/%	费用/亿元	占比/%
2016	46 345	13 910	30.01	19 097	41.21	13 338	28.78
2017	52 598	15 206	28.91	22 259	42.32	15 134	28.77
2018	59 122	16 399	27.74	25 811	43.66	16 912	28.61
2019	65 841	18 017	27.36	29 151	44.27	18 674	28.36
2020	72 175	21 942	30.40	30 274	41.94	19 959	27.65

（三）目标设定。"十四五"时期我国个人卫生支出占卫生总费用比重目标值设定基于卫生总费用预测分析结果。在未来卫生总费用规模既定条件下,个人卫生支出占比直接受政府卫生支出和社会卫生支出水平影响。通过考虑人口规模、人口结构、城乡结构、疾病模式、服务利用及价格水平等要素,以及综合考虑我国及国际卫生费用增长趋势,预测我国未来卫生总费用。到 2025 年,我国个人卫生支出占卫生总费用比重预期目标为 27% 左右较为合理。

二、关于推动公立医院高质量发展

当前，公立医院收支规模不断扩大，医教研防等业务活动、资金资产管理等经济活动、人财物技术等资源配置活动愈加复杂，旧的补偿机制已经破除，新的补偿机制尚未建立，公立医院收不抵支现象普遍，医院持续良性运营面临挑战，亟须彻底扭转重资源获取轻资源配置，重临床服务轻运营管理的倾向，提升精细化运营管理水平，向强化内部管理要效益。

党的十九大以来，为推进健全现代医院管理制度，提高医院管理科学化、精细化、信息化水平，规范医疗行为，提高服务能力和运行效率，在理论研究和实践调研分析基础上，2020年，国家卫生健康委员会会同国家中医药管理局印发《关于加强公立医院运营管理的指导意见》，明确了公立医院运营管理的概念内涵，提出以全面预算管理和业务流程管理为核心，以全成本管理和绩效管理为工具，加强对医院内部运营各环节的设计、计划、组织、实施、控制和评价，对医院人、财、物、技术等核心资源进行科学配置、精细管理和有效使用。同时，印发《关于开展"公立医疗机构经济管理年"活动的通知》，启动了以"规范管理、提质增效、强化监管"为主题的"公立医疗机构经济管理年"活动，提出了5个方面24项重点内容要求，明确加强运营管理工作措施，在政策解读及实地调研工作中突出运营管理为重点，加强指导，全面推动活动进程。

同时，配套出台《关于印发公立医院全面预算管理制度实施办法的通知》《关于印发公立医院内部控制管理办法的通知》《关于印发公立医院成本核算规范的通知》《关于印发医疗机构内部价格行为管理规定的通知》《关于印发卫生健康领域全面实施预算绩效管理实施方案的通知》等规范性政策文件，旨在应用绩效管理、内部审计两大工具，以运营管理、全面预算、成本核算、内部控制为四轮驱动，整合运用、形成合力，推进公立医院高质量发展。

通过开展医疗机构经济管理年活动，各地各公立医疗机构推出一系列创新举措，进一步强化经济管理理念，整改发现问题，锻炼了经济管理队伍，形成了部分典型，持续落实"规范管理、提质增效、强化监管"的目标，提升经济管理水平。

巩固拓展健康扶贫成果同
乡村振兴有效衔接

国家卫生健康委员会财务司

习近平总书记强调指出，脱贫摘帽不是终点，而是新生活、新奋斗的起点。要求各地切实做好巩固拓展脱贫攻坚成果同乡村振兴有效衔接各项工作，让脱贫基础更加稳固、成效更可持续。2020年12月16日，中共中央、国务院发布《关于实现巩固拓展脱贫攻坚成果同乡村振兴有效衔接的意见》，明确脱贫攻坚目标任务完成后，设立5年过渡期，脱贫地区从集中资源支持脱贫攻坚转向巩固拓展脱贫攻坚成果和全面推进乡村振兴。为贯彻落实党中央、国务院决策部署，国家卫生健康委员会会同国家发展和改革委员会等13个部门联合印发了《关于巩固拓展健康扶贫成果同乡村振兴有效衔接的实施意见》，明确了巩固基本医疗有保障成果、推进同乡村振兴有效衔接的政策举措，并将此项工作纳入《规划》，统筹推进。

一、巩固拓展健康扶贫成果同乡村振兴有效衔接的重要意义

健康扶贫实现了农村贫困人口基本医疗有保障，为健康乡村

建设奠定了良好基础，但城乡医疗卫生事业发展不平衡不充分的问题仍然突出，稳定住、巩固好脱贫地区基本医疗有保障成果、进一步提升乡村医疗卫生服务能力仍然是一项艰巨的任务，需要在健康扶贫的基础上，继续补短板、强弱项，与实施乡村振兴战略有效衔接，为全面实施乡村振兴战略提供更加坚实的健康保障。

（一）巩固拓展健康扶贫成果同乡村振兴有效衔接，是坚决防止规模性返贫的必然要求。健康扶贫量大面广，容易反复，是一项长期而艰巨的任务。根据国家乡村振兴局2021年统计数据，全国共认定存在返贫致贫风险对象500多万人，其中存在因病返贫风险的约占50%，解决和防止因病返贫致贫的任务十分艰巨。做好巩固拓展健康扶贫成果同乡村振兴有效衔接，要建立完善因病返贫动态监测和精准帮扶机制，针对农村群众和疾病的具体情况，发挥基层医疗卫生服务优势，对农村大病、重病患者开展监测，及时发现、提前预警，落实精准救治和帮扶举措，推动关口前移，有效防止因病返贫致贫，守住不发生规模性返贫致贫的底线。

（二）巩固拓展健康扶贫成果同乡村振兴有效衔接，是推进乡村振兴和健康中国两大国家战略的重要抓手。农村卫生工作，是推进健康中国建设的重要内容，让亿万农村人口的健康更有保障是建设健康中国的题中应有之义，也是乡村振兴的健康基石。健康扶贫实现了农村群众有地方看病、有医生看病，但我国医疗卫生事业发展不平衡不充分的问题仍然突出，农村地区优质资源短缺，基层卫生人才"招来难、留住难"，服务能力不强，服务质量不高，与群众需求不匹配，群众获得感有待进一步提高。这些问题不解决，健康中国建设的目标就难以实现，乡村振兴"产业兴旺、生态宜居、乡风文明、治理有效、生活富裕"的总体要求和目标体系就难以实现，必须将持续巩固健康扶贫成果，持续推进农村卫生健康事业发展作为推进健康中国和乡村振兴两大国家战略的关键举措和重要抓手，深入贯彻落实中央关于"十四五"卫生健康工作的总体要求，坚持新时代卫生健康工作方针，以解决农村卫生健康事业发展不平衡不充分问题、防止因病致贫返贫为目标，聚焦面临的老难题和新挑战，利用已取得的经验和工作基础，以及创新形成的工作机制，进一步强化政策支持力度，加快优质医疗资源扩容和区域均衡布局，实现农村地区群众就近享有公平可及、系统连续的预防、治疗、康复、健康促进等健康服务。

二、巩固拓展健康扶贫成果同乡村振兴有效衔接的重点任务

"十四五"期间，面向脱贫地区，巩固拓展健康扶贫成果同乡村振兴有效衔接重点推进三个方面的工作。

（一）在巩固基本医疗有保障成果方面，保持政策总体稳定，调整优化支持政策。健康扶贫对罹患疾病的贫困人口实行分类救治，全面实现了对贫困人口的应治尽治、应签尽签、应保尽保，

贫困患者健康状况明显改善、费用负担明显减轻，显著改善了贫困群众健康状况，"曾经被病魔困扰的家庭挺起了生活的脊梁"，并初步建立起防止因病致贫返贫的"及时发现、精准救治、有效保障、跟踪预警"工作机制。巩固拓展健康扶贫成果同乡村振兴有效衔接，要总结推广健康扶贫经验做法，调整完善政策措施，做到该延续的延续、该优化的优化、该调整的调整、该强化的强化，建立完善因病致贫返贫动态监测和精准帮扶机制，及时发现、提前预警，落实精准救治和帮扶举措，推动关口前移，有效防止因病致贫返贫。

一是优化疾病分类救治措施。针对大病专项救治工作，已经纳入救治范围的 30 个病种，定点医院原则上保持不变。各地要按照"定定点医院、定诊疗方案、加强质量安全管理"的原则，将大病专项救治模式推广作为脱贫地区县域医疗机构针对所有 30 种大病患者住院治疗的规范化措施。各地可以根据诊疗能力，进一步扩大救治病种范围，并逐步推广到省、市级医疗机构。相应的，完善住院先诊疗后付费政策，在有效防范医保基金和医院运营等制度风险的前提下，有条件的地方可将政策对象调整为农村低保对象、特困人员和易返贫致贫人口。针对慢性病签约服务工作，持续做好脱贫人口签约服务，并结合实际逐步扩大签约服务重点人群范围，重点做好高血压、糖尿病、结核病、严重精神障碍等四种主要慢性病患者的规范管理和健康服务。

二是健全因病返贫动态监测和精准帮扶机制。各地卫生健康行政部门要按照当地党委政府关于健全防止返贫动态监测和帮扶机制的总体部署要求，对监测对象中大病、重病和负担较重的慢性病患者的救治情况进行监测，建立健全因病返贫风险人群监测预警和精准帮扶机制，做好救治、康复等健康服务，配合落实各项医疗保障政策和社会救助、慈善帮扶等措施。同时，针对农村低收入人口，建立常态化的健康帮扶机制，重点落实大病专项救治、家庭医生签约服务措施，加强农村严重精神障碍患者服务管理和救治保障，做好失能半失能老年人医疗照护、0~3岁婴幼儿托育指导和妇女儿童保健服务，落实儿童青少年近视、肥胖、脊柱侧弯等健康预防政策。

三是优化乡村医疗卫生服务覆盖。过渡期内，各地要结合当地的基本医疗有保障标准，动态监测乡村医疗卫生机构和人员变化情况，及时发现问题隐患，采取针对性措施解决，实行乡村医疗卫生机构和人员"空白点"动态清零，持续巩固拓展基本医疗有保障成果，这是过渡期内的底线任务。各地要结合经济社会发展、乡村规划调整和移民搬迁情况，优化乡镇、行政村和易地扶贫搬迁集中安置区卫生院、卫生室设置，进一步改善设施条件。加强合格医务人员配备。各地可以采取巡诊、派驻等多种方式，确保农村群众有地方看病、有医生看病。

（二）提升脱贫地区卫生健康服务水平方面，加强和优化政策供给。结合深化医改，统筹项目、资金、政策等，进一步改善县乡村三级医疗卫生服务机构设施条件，有效破解农村医疗卫生人才紧缺问题，补齐公共卫生服务短板，提升乡村医疗卫生服务能力，提高群众就医满意度和健康获得感。

一是深化县域综合医改推进措施。各地要按照"县强、乡活、村稳、上下联、信息通"的要求，支持脱贫地区推进紧密型县域医共体建设，统筹整合优化资源配置，提升县域医疗卫生服务能力。结合实际，推进落实"两个允许"要求，进一步调动基层医疗卫生服务提供积极性。明确签约服务费收费和分配标准，落实家庭医生签约服务费政策，提升签约履约积极性和主动性。

二是进一步完善医疗卫生服务体系。各地政府要落实投入责任，加强资金统筹整合和筹集，加大对脱贫地区、易地扶贫搬迁集中安置区等基层医疗卫生机构建设的支持力度，持续推进乡村医疗卫生机构标准化建设，全面提升基础设施条件和设备配置水平。补齐公共卫生服务体系短板，加强疾病预防控制机构建设和人才队伍建设，特别是改善基层医疗卫生机构应急救治和应对条件，加强基层医疗卫生机构疾病预防控制能力建设。

三是加强基层医疗卫生人才队伍建设。订单定向免费医学生培养规模逐步扩大，中央财政继续支持为中西部乡镇卫生院培养本科定向医学生。各地要结合实际为村卫生室和边远地区乡镇卫生院培养一批高职定向医学生，落实就业安置和履约管理责任，强化属地管理，建立联合违约惩戒机制。继续实施全科医生特岗计划。落实基层卫生健康人才招聘政策，鼓励脱贫地区全面推广"县管乡用""乡管村用"，继续推进基层卫生职称改革。各地要结合实际，创新方式方法，进一步加强乡村医生队伍建设，稳定基层网底。结合实际，采取补助等多种形式，进一步提高乡村医生养老待遇，支持和引导符合条件的乡村医生按规定参加职工基本养老保险。

四是持续开展三级医院对口帮扶。三级医院对口帮扶取得了突出的成效，帮扶模式也逐步完善，过渡期内要持续推进，保持对口帮扶工作管理要求不变，根据新一轮东西部协作结对关系安排，适当调整对口帮扶关系，继续采取"组团式"帮扶方式，在前期帮扶成效基础上，持续提升医院管理水平和医疗服务能力，针对性提升重大公共卫生事件应对能力，提高县级医院平战转换能力。各级卫生健康行政部门要指导三级医院和脱贫地区县级医院续签对口帮扶协议，制定"十四五"期间医院学科建设规划。对口帮扶医院和上级医院要加大对脱贫地区县级医院远程医疗服务的支持力度，并向乡镇卫生院和村卫生室延伸，利用信息化技术手段，提升农村卫生健康服务效率。

（三）在健全完善脱贫地区健康危险因素长效控制机制方面，加快推进健康中国行动计划。当前，中西部农村地区重点传染病、地方病防治攻坚工作任务仍然艰巨。巩固拓展健康扶贫成果同乡村振兴战略有效衔接，要坚持预防为主，有针对性地推动健康中国行动计划在农村地区落实落地，逐步健全完善健康危险因素长效防控机制。持续加强重点地区重大疾病综合防控，持续推进包虫病综合防治，提升西藏和四省涉藏州县防治能力，巩固防治成果。支持实施凉山州艾滋病防治攻坚第二阶段行动，有效遏制艾滋病等重大传染病的流行。巩固新疆结核病防治工作成效，持续降低结核病疫情。深入实施尘肺病等职业病综合防控。加强癌症、心血管疾病等早期筛查和早诊早治，强化高血压、糖尿病等常见慢性病健康管理。实施重点人群健康改善行动。深入开展爱国卫生运动，持续推进脱贫地区农村人居环境整治。聚焦重点场所、薄弱环节，加大农村垃圾、污水、厕所等环境卫生基础设施建设力度，持续开展村庄清洁行动，建立长效管理维护机制。

三、做好组织实施

（一）加强组织领导。各地要将巩固拓展健康扶贫成果同乡村振兴有效衔接纳入实现巩固拓展脱贫攻坚成果同乡村振兴有效衔接决策议事协调工作机制统一部署推进。各地卫生健康行政部门要结合实际制订实施方案，明确时间表、路线图，统筹做好政策衔接、机制平稳转型、任务落实、考核督促等工作。

（二）加强倾斜支持。现有支持脱贫地区的各类投入政策、资金和项目在过渡期内保持总体稳定，并向西部地区乡村振兴重点帮扶县倾斜。省市两级财政安排的卫生健康项目资金要进一步向脱贫地区和乡村振兴重点帮扶县倾斜。东西部协作、对口支援和社会力量等帮扶措施进一步向卫生健康领域倾斜。

　　（三）加强宣传引导。开展巩固拓展健康扶贫成果同乡村振兴有效衔接的政策解读和培训，提高卫生健康行业和基层干部群众政策知晓度，引导社会预期。宣传巩固拓展健康扶贫成果工作进展成效，营造良好舆论氛围。

第四章

提高医疗卫生服务质量

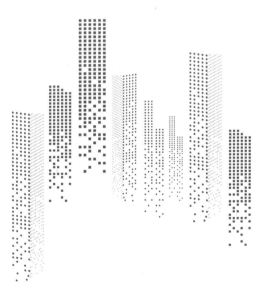

提高医疗卫生服务质量

国家卫生健康委员会医政司

一、针对"创新急诊急救服务"

院前医疗急救是卫生健康事业的重要组成部分，在医疗急救、重大活动保障、突发公共事件紧急救援等方面发挥了重要作用。"十四五"期间，国家卫生健康委员会重点从以下方面优化急救体系。**一是**加强院前医疗急救网络建设，完善医疗急救体系，对急救中心（站）设置、职责、布局进行规定，并加强急救车辆等急救运载工具和设备配置。鼓励有条件的地区积极开展航空医疗救护。**二是**加强院前医疗急救信息化建设，对院前医疗急救指挥调度信息化平台建设提出要求，推动院前医疗急救与医院信息系统连接贯通。

二、针对"完善医疗质量管理与控制体系"

强化医疗质量安全核心制度，健全国家、省、市三级质控组织体系，完善覆盖主要专业和重点病种的质控指标。医疗质量直接关系到人民群众的健康权益和对医疗服务的切身感受。在党中央、国务院的坚强领导下，国家卫生健康委员会健全以法治为基础、政府为主导、社会各方共同参与的多元治理机制，强化基层治理、机构主责和行业自律，持续强化医疗质量管理，推动医疗卫生事业由高速发展转向高质量发展。

一是强化医疗质量管理的法治基础。将医疗质量管理纳入《基本医疗卫生与健康促进法》《中华人民共和国医师法》（以下简称《医师法》）等法律法规，并以部门规章形式颁布《医疗质量管理办法》，完善医疗质量管理顶层设计。同时，根据新时期医疗卫生事业发展形势和特点，陆续制定了《医疗质量安全核心制度要点》《医疗机构门诊质量管理暂行规定》等配套文件，明确医疗质量管理各项工作要求，为依法开展医疗质量管理，提升医疗服务质量水平提供法治保障。

二是健全医疗质量管理的组织体系。依托行业逐步建立了国家、省、地市三级质控组织体系，目前已在国家层面成立 41 个专业质控中心，各省级卫生行政部门成立 1 500 余个省级质控中心，部分专业已在区县进行延伸布局，不断扩大质控工作覆盖范围，推动医疗质量管理专业化。

三是完善医疗质量控制指标体系。从医疗机构、临床专科、重点病种及医疗技术等各个维度出发，制定覆盖 30 余个专业和 54 个重点病种或技术的质量控制指标或关键质量监测信息项，并将相关质控指标纳入《三级医院评审标准（2022 年版）》，推动医疗质量管理精细化。

四是加强医疗质量目标管理。建立完善医院质量监测系统

（HQMS）、国家医疗质量管理与控制信息网（NCIS）等全国医疗质量管理信息系统，对全国医疗质量管理的主要指标信息进行收集、分析和反馈。按年度发布《国家医疗服务与质量安全报告》和国家医疗质量安全改进目标，为行业开展针对性改进工作提供循证依据和目标方向，指导行业科学利用质量管理工具推动医疗服务质量提升。

下一步，国家卫生健康委员会将持续加强我国医疗质量管理与控制组织体系建设，完善主要病种和重点专业的质控指标体系，进一步扩大质控范围，加强日常监测管理，不断提高医疗质量安全水平。

三、针对"完善国家、省、医疗机构三级感染监测体系，逐步将基层医疗卫生机构纳入监测"

医疗机构感染预防与控制是医疗质量管理的重要内容。目前，我国的医疗机构感染监测多以断面调查为主，数据来源并非前瞻性主动监测，缺乏国家层面的系统性的主动监测数据。这就导致不论行政部门还是医疗机构，均无法全面了解感染的实际情况，特别是针对相应危险因素下的相同类型感染无法在不同机构间进行比较，监测预警的作用体现不明显，不利于制订具体改进计划。在"十四五"期间，应当建立全国医疗机构感染监测体系，形成国家、省、医疗机构三级监测网络，在全国范围内进行医疗机构感染的前瞻性主动监测，并每年发布监测年度报告。对相同类型医院感染的实际发生率进行医疗机构间的横向比较，促进医疗机构采取有效措施减少感染导致的致死、致残，提高医疗质量。同时，最大限度避免或减少医疗机构感染的发生，从根本上减少抗菌药物使用，为遏制细菌耐药打下重要基础。监测内容主要参考 2021 年发布的行业标准《医疗机构感染监测基本数据集》（WS670-2021）；监测范围以二级以上医疗机构为主，根据监测情况，适时将社区卫生服务中心、乡镇卫生院等基层医疗卫生机构纳入监测。

四、针对"提高合理用药水平"

药物治疗是临床诊疗的重要方式之一，我国高度重视合理用药工作，《基本医疗卫生与健康促进法》、《中华人民共和国药品管理法》（以下简称《药品管理法》）、《医师法》等法律中明确对合理用药提出了要求。为不断提高合理用药水平，本《规划》提出了以下几方面任务。

一是完善合理用药监测。在目前监测的基础上，进一步扩大监测范围，完善监测内容，合理用药监测系统要覆盖全国二级以上医院，并逐步将基层医疗卫生机构纳入监测。通过分析监测数据，发现临床用药趋势和问题，为制定调整政策提供重要参考。

二是加强重点药物合理使用管理。主要包括抗菌药物、抗肿瘤药物、其他重点监控药物等，通过强化药事管理、加强用药监测和合理用药考核，使抗菌药物使用强度（DDDs）达到规定的要求，使用药行为不断规范。

三是推进药品临床综合评价体系建设。健全药品临床综合评价工作机制和标准规范，推动药品临床综合评价规范开展，引导医疗机构将评价结果作为用药目录遴选、临床合理使用、提升药学服务、控制不合理药品费用支出等工作的重要依据。

四是积极发展药学服务。通过落实《医疗机构药学门诊服务规范》等 5 项药学服务规范，积极发挥临床药师作用，开设药学门诊，开展精准用药服务。推动医疗联合体内药学服务下沉，指导基层提高合理用药水平。

五、针对"继续开展防盲治盲，推动实施全面眼健康行动"

党中央、国务院高度重视眼健康工作。自 20 世纪 80 年代，国家层面连续出台防盲治盲和眼健康有关规划、政策，强化顶层设计，明确任务目标，提出具体措施，持续完善眼健康管理体系、技术指导体系和医疗服务体系。"十三五"时期，我国盲的年龄标化患病率已低于全球平均水平。"十四五"期间，要着力加强眼科医疗服务体系建设、能力建设、人才队伍建设，持续完善眼科医疗质量控制体系，推动眼科优质医疗资源扩容下延。有效推进儿童青少年近视防控和科学矫治工作，进一步提升白内障复明能力，逐步提高基层医疗卫生机构对糖尿病视网膜病变等眼底疾病的筛查能力，推动角膜捐献事业有序发展。

六、针对"继续推进防聋治聋，提升耳与听力健康水平"

耳与听力健康是健康中国的重要内容。世界卫生组织要求各成员国应将耳部和听力保健战略纳入卫生保健系统，以推动实现全民健康覆盖的目标。"十四五"期间，我们要持续推进我国防聋治聋事业，进一步提高人民群众的耳与听力健康水平，以进一步坚持耳科疾病和听力障碍"预防为主、早期发现、早期干预、早期康复"的基本原则，以"一老一小"、职业人群为重点。注重全民耳与听力健康促进，关注全生命周期耳与听力健康。

强化基层医防融合和防治结合

国家卫生健康委员会基层卫生健康司

以基本公共卫生服务项目为依托，国家采取多种措施，统筹做好基层防治结合工作。

一是完善国家基本公共卫生服务项目。"十四五"期间，国家将继续完善国家基本公共卫生服务项目，完善项目经费财政补助稳步增长机制，持续巩固和扩大服务面、优化服务内涵、提高服务质量，提高防治结合和健康管理服务水平。鼓励各地结合实际，把受群众欢迎、与基层能力相适应、服务获得感强的项目纳入地方公共卫生服务项目。

二是实施城乡社区慢性病医防融合能力提升工程。依托国家基本公共卫生服务项目，以高血压、2型糖尿病患者管理为突破口，为每个乡镇卫生院、社区卫生服务中心培养1~2名具备医、防、管等能力的复合型人才，为基层医疗卫生机构配备数字化、智能化辅助诊疗、随访、信息采集等设备，构建基层慢性病医疗卫生服务质控体系，定期开展健康档案大数据分析。

三是明确重点协同融合的领域。探索服务标准和规范的融合，建立高血压、2型糖尿病患者县域内上转和下转标准，落实慢性病门诊处方和病历规范。探索绩效考核融合，建立以基层医生团队为绩效考核单元、以健康结果和居民满意度为导向的考核体系。探索服务融合，鼓励社区医疗卫生机构设立科学健身门诊，向居民提供"医防融合、全专结合、全程有序"的慢性病健康管理服务。探索信息融合，推动互联网与健康管理融合发展，以大数据和智能终端等支撑群体疾病预测和个体健康管理；探索服务体系融合，完善慢性病健康管理服务标准体系，优化以疾病预防控制机构、医疗机构、基层医疗卫生机构"三位一体"为主体，健康管理机构、商业保险机构等社会力量为补充的慢性病健康管理服务，鼓励妇幼保健机构完善内部业务部门管理。

加强平安医院建设

国家卫生健康委员会医疗应急司

一、制定背景

党中央、国务院历来高度重视维护正常医疗秩序，构建和谐医患关系工作。党的十八大以来，习近平总书记多次作出重要指示批示，要求关心和关爱医务工作者，保护医务人员安全，为他们创造良好工作环境，让广大医务工作者安心、放心、舒心从事救死扶伤的神圣事业。

"十三五"期间，国家卫生健康委员会会同中国共产党中央委员会政法委员会、最高人民法院、最高人民检察院、公安部、司法部等部门，深入贯彻落实中央领导同志重要指示批示精神，紧紧围绕平安医院建设工作要求：重点突出机制建设和法治建设；一手抓医疗纠纷预防与处理长效机制建设，一手抓严厉打击涉医违法犯罪行为；健全"三调解一保险"机制（院内调解、人民调解、司法调解和医疗风险分担机制），平安医院建设工作取得显著成绩。在全国诊疗服务量持续增长的情况下，涉医违法犯罪案件数量连续下降，医务人员执业环境和患者就诊秩序得到有效改善。

二、重点任务

继续深入落实党中央、国务院关于平安中国建设的决策部署，会同相关部委持续推进平安医院建设、构建和谐医患关系工作。**一是**巩固全国平安医院建设小组各部门协调联动机制，建立完善医警数据共享和联动处置机制，加强医疗机构及其周边社会治安防控，开展纠纷矛盾排查，形成综合治理态势。对各类伤害医务人员人身安全、扰乱医疗秩序等违法犯罪行为"零容忍"，依法严厉打击涉医违法犯罪特别是伤害医务人员的暴力犯罪行为。**二是**加强安全秩序管理工作。按照《关于推进医院安全秩序管理工作的指导意见》要求，指导各地协同配合、系统推进，分类施策、突出重点，健全医院安保组织，规范医院安全管理制度，推进医院安检工作和警务室建设。**三是**强化依法处理医疗纠纷长效工作机制。进一步贯彻《医疗纠纷预防和处理条例》，完善医疗机构投诉接待处理流程，持续提升医疗损害鉴定工作制度化、法制化、专业化水平，推进医疗纠纷人民调解机制，完善医疗风险分担机制。**四是**加强医学人文关怀，大力推进医务社工、志愿者服务，提升患者满意度，增强患者就医获得感，助力构建和谐医患关系。

三、组织落实

一是压实责任。医疗机构主要负责人是本机构安全管理第一责任人，卫生健康行政部门要按照"属地管理、分级负责"的原则依法强化监督指导责任，主要负责同志要亲自抓、负总责，分管领导要直接负责，主动靠前指挥。**二是加强督导考核。**各地各部门要按照"统筹协调、突出重点、分工负责、协调联动"的原则形成工作合力，用好督办、通报、约谈等督促工作形式，充分发挥平安医院考核指挥棒作用。对于因工作不到位引起的重大伤医案件，要严肃追究相关人员责任，对政策措施落实到位，取得突出成绩的要予以表扬激励。**三是做好宣传教育和舆论引导工作。**各级卫生健康行政部门要协调有关部门和新闻媒体，做好信息发布工作，指导医疗机构建立涉医案件信息发布预案，及时主动发布权威信息。同时要加大正面宣传力度，弘扬医疗卫生职业精神，形成健康的舆论环境。

提升血液保障能力

国家卫生健康委员会医疗应急司

一、制定背景

1998 年《中华人民共和国献血法》公布施行以来，在各级党委、政府和相关部门的组织领导和有力推动下，广大人民群众积极参与，我国全面建立无偿献血制度，血液管理法规制度和血站服务体系日益完善，血液工作呈现健康、快速发展的良好态势。20 余年来，我国无偿献血人次数、献血量连续增长，血液供应保障能力迈上新台阶，无偿献血总量、献血人次数、血液安全水平位居全球前列。与此同时，与医疗卫生服务体系高质量发展的要求和人民群众对高水平血液安全供应需求相比，我国血液安全供应保障能力仍需进一步提高。

二、基本原则

一是以政府主导为保障。充分发挥各级政府在无偿献血组织动员方面的主导责任。二是以质量安全为根本。把血液质量安全作为血液工作生命线，牢固树立质量第一理念。三是以高质量发展为动力。完整、准确、全面贯彻新发展理念，并将新发展理念贯穿血液事业发展全过程和各领域。**四是以信息化建设为支撑。**强化信息化建设在提升血液供应保障能力中的重要作用。

三、重点任务

一是优化血站总体布局。明确各级血站功能定位；根据采供血工作需要，加大采血点、储血点建设；加强中西部、少数民族地区、偏远地区血站建设。**二是加强血站基础设施建设和设备配置。**加大对血站新建扩建等建设的支持力度，确保血站服务体系与当地医疗卫生发展趋势相适应。**三是建立血液安全管理体系。**建立国家、区域、省、市四级血液安全管理体系，探索利用信息化手段开展血液安全监管；继续加大血液核酸检测能力建设投入力度；持续更新完善血站技术操作规程。**四是完善无偿献血激励政策。**加强无偿献血宣传、教育、组织、动员等工作，将无偿献血工作与精神文明建设、卫生城市创建等结合。**五是提高血液应急保障能力。**将血液应急保障纳入国家应急体系建设范畴，建立国家特殊血型血液信息查询平台，扩大应急献血者队伍规模，提高突发公共事件血液应急保障能力。

四、组织落实

一是落实政府责任，强化部门协作。各级卫生健康行政部门要将血站服务体系建设与当地卫生健康事业发展规划相结合，血站设置规划应与医疗机构设置规划相衔接，强化政府责任，坚持血站公益性。**二是立足地区实际，推进工作落实。**各级卫生健康行政部门要强化主体责任，结合地方实际和医疗资源分布、临床用血需求等情况，因地制宜制定本地区血液供应保障能力建设规划，合理确定工作目标。**三是强化监督评价，保证工作效果。**各级卫生健康行政部门要强化血液安全管理和监测评价工作，将评估结果作为改进血液工作和绩效考核的重要依据，加强监督指导，落实领导职责。**四是注重宣传引导，营造良好氛围。**大力宣传推进无偿献血、保障血液安全供应的重要意义，宣传无偿献血先进人物和典型事迹，弘扬无私奉献和献血救人的人道主义精神，传递社会正能量。

第五章

促进中医药传承创新发展

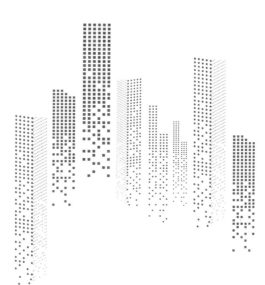

促进中医药传承创新发展
助力健康中国建设

国家中医药管理局

党中央、国务院历来高度重视中医药发展，把中医药工作摆在更加突出的位置，将传承创新发展中医药定位为新时代中国特色社会主义事业的重要内容，中华民族伟大复兴的大事。习近平总书记强调，要深入发掘中医药宝库中的精华，充分发挥中医药的独特优势，推进中医药现代化，推动中医药走向世界，切实把中医药这一祖先留给我们的宝贵财富继承好、发展好、利用好，在建设健康中国、实现中国梦的伟大征程中谱写新的篇章。

"十三五"期间，中医药事业发展取得显著成效。中医药发展顶层设计加快完善，政策环境持续优化，支持力度不断加大。2017年，《中医药法》施行。2019年，中共中央、国务院印发《关于促进中医药传承创新发展的意见》，国务院召开全国中医药大会。中医药服务体系进一步健全，截至2021年底，全国中医类医疗卫生机构达7.73万个，中医类医院5 715个，中医类别执业（助理）医师73.2万人，全国中医类诊疗量达到12亿人次，分别比2020年增长6.88%、4.25%、7.17%、13.66%。每千人口中医医院床位数达 0.85 张，我国 99% 以上的社区卫生服务中心和乡镇卫生院能够提供中医药服务，设置中医临床科室的二级以上公立综合医院占比达到 88.3%，截至 2022 年底备案中医诊所超过 3 万家。中医药传承发展能力不断增强，中医药防控心脑血管疾病、糖尿病等重大慢性病及重大传染性疾病临床研究取得积极进展，屠呦呦研究员获得国家最高科学技术奖。中医药人才培养体系持续完善。中成药和中药饮片产品标准化建设扎实推进，第四次全国中药资源普查基本完成。公民中医药健康文化素养水平达 21.26%。中医药开放发展取得积极成效，已传播到 196 个国家和地区，中药类商品进出口贸易总额大幅增长。特别是新冠病毒感染疫情发生以来，坚持中西医结合、中西药并用，中医药全面参与疫情防控救治，作出了重要贡献。

当前，随着经济社会发展和生活水平提高，人民群众更加重视生命安全和健康质量，健康需求不断增长，并呈现多样化、差异化特点，有效应对多种健康挑战、更好满足人民群众健康需求，迫切需要加快推进中医药事业发展，更好发挥其在健康中国建设中的独特优势。《规划》从人民群众健康需求出发，结合健康中国建设要求，提出了"中医药独特优势进一步发挥"的 2025 年发展目标，并将"设置中医临床科室的二级以上公立综合医院比例"作为主要发展指标。为加快促进中医药传承创新发展，《规划》主要明确了以下两个方面任务。

一、充分发挥中医药在健康服务中的作用

"十四五"时期,将进一步发挥中医药整体医学和健康医学优势,着力推动建立融预防保健、疾病治疗和康复于一体的中医药服务体系,充分发挥中医药在健康服务中的作用。

一是聚焦中医药特色优势传承不足、创新不够、服务不强,优化中医药发展政策环境,激发中医药机构和人员活力等问题,实施中医药振兴发展重大工程。

二是聚焦充分发挥中医药在治未病、重大疾病治疗、疾病康复中的重要作用,实施中医药健康促进专项行动,提升地市级以上中医医院优势专科和县级中医医院特色专科服务能力,提升中医医院应急救治能力,强化基层中医馆建设,建立和完善国家重大疑难疾病中西医协作工作机制与模式,探索有利于发挥中医药优势的康复服务模式,建立覆盖全生命周期的高质量中医药服务体系,提供高品质的中医药服务。

三是聚焦中医药文化创造性转化、创新性发展,以推进中医药博物馆事业发展,实施中医药文化传播行动,推动中医药文化进校园等任务为重点,推进中医药文化繁荣发展,发展中医药健康旅游。

二、夯实中医药高质量发展基础

发挥中医药多元价值,更好地服务于健康中国建设,需要在

中医药传承与创新、人才队伍建设、中药质量控制等多个方面夯实发展基础。

一是建设高水平中医药传承保护与科技创新体系，聚焦中医药传承创新能力，以中医药活态传承、古籍文献资源保护与利用、《中医药传统知识保护条例》制修订等为重点，逐步提升中医循证能力，加快古代经典名方制剂研发，推动中医药高质量发展。

二是加强中药质量保障，聚焦中药质量与安全保障，以建设药材质量标准体系、监测体系、可追溯体系为重点，逐步构建全过程质量控制体系，为中医药的发展提供保障。

三是夯实中医药高质量发展的人才基础，聚焦中医药特色人才培养，推动教育教学改革，构建符合中医药特点的人才培养模式，实施中医药特色人才培养工程（岐黄工程），健全中医医师规范化培训制度和全科医生、乡村医生中医药知识培训机制等，加强人才队伍建设。

同时，聚焦中医药"走出去"，"十四五"期间将深入贯彻落实《推进中医药高质量融入共建"一带一路"发展规划（2021—2025年）》，以中医药海外中心和中医药国际合作基地建设为抓手，全面深化中医药交流合作。

第六章

做优做强健康产业

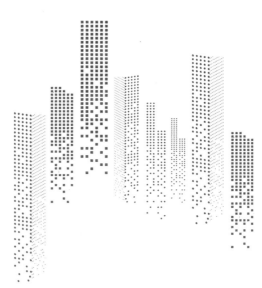

推进医疗装备发展应用

≡≡≡ 国家卫生健康委员会规划发展与信息化司 ≡≡≡

"十三五"期间，国家卫生健康委员会认真贯彻落实习近平总书记关于加快补齐我国高端医疗装备短板等系列重要指示精神，紧紧围绕推进医疗装备发展应用，会同工业和信息化部等部门建立长效合作机制，充分发挥各自优势，统筹加强顶层设计，不断提升创新能力，促进质量品牌建设，加快推动示范应用，做了大量卓有成效的工作。

在社会各界的共同努力下，我国医疗装备行业高速发展。2020年市场规模达到 8 400 亿元，年均复合增长率为 11.8%。产品体系基本健全，形成了 22 大类 1 100 多个品类的产品体系，覆盖了卫生健康各个环节，基本满足卫生健康事业发展需求。突破了超导磁体、电子加速器、射频/谱仪等一批关键技术，骨科手术机器人、第三代人工心脏、聚焦超声治疗系统等达到国际先进水平。

"十四五"时期，面对新发展阶段人民群众日益增长的医疗卫生健康需求对医疗装备发展提出的新任务新要求，面对国际发展环境深刻变化带来的新形势新挑战，坚持创新发展、医工协同、安全第一、开放合作的基本原则，着力突破技术装备瓶颈，加快补齐高端医疗装备短板，推动医疗装备高质量发展。2021 年 12 月，工业和信息化部联合国家卫生健康委员会等多个部门印发《"十四五"医疗装备产业发展规划》，围绕七个重点领域，部署五项重点任务，实施五个专项行动，制定六项保障措施，力争到 2025 年，医疗装备产业基础高级化、产业链现代化水平明显提升，主流医疗装备基本实现有效供给，高端医疗装备产品性能和水平明显提升，初步形成对公共卫生和医疗健康需求的全面支撑能力。

促进社会办医疗机构有序发展

国家卫生健康委员会医政司

独立设置医疗机构以人民群众需求为出发点，能够鼓励和正确引导社会资本进行投入，进一步提升优质医疗资源使用效益，满足不同人群的健康服务需求。自 2016 年起，国家卫生健康委员会印发医学影像诊断中心、医学检验实验室、血液净化机构、病理诊断中心等 10 类独立设置医疗机构基本标准和管理规范，相应修订了《医疗机构管理条例实施细则》有关条款。独立设置医疗机构制度的不断完善，彰显出其特有的制度优势：一是功能聚焦，满足人民群众多层次多种类的医疗服务需求；二是规模较小，允许社会力量投资，有利于形成多元办医格局；三是助力疫情防控，医学检验实验室有力提升了各地大规模核酸检测能力，为及早发现和控制疫情发挥了重大作用。

第七章

强化国民健康支撑与保障

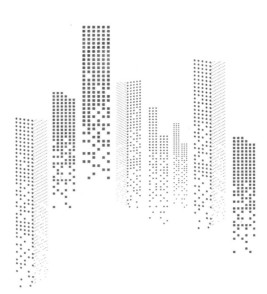

深化医药卫生体制改革
强化国民健康支撑与保障

国家卫生健康委员会体制改革司、
国家疾病预防控制局

《规划》是我国首次出台的国民健康规划，这是继《"健康中国2030"规划纲要》及《健康中国行动（2019—2030年）》之后，全面实施健康中国战略的重大举措。本章中《强化国民健康支撑与保障》一文围绕四个重点领域对"深化医药卫生体制改革"进行了安排，充分体现了深化医改以人民健康为中心的发展思想，通过深化体制机制改革，解决高质量发展中的难题，为健康中国建设提供强大动力。

一、加快推进分级诊疗制度建设

分级诊疗制度是五项基本医疗卫生制度之首。"十四五"时期，要进一步完善医疗卫生服务体系，推动优质医疗资源扩容下沉和均衡布局，健全医疗卫生机构间目标明确、权责清晰、公平有效的分工协作机制，打通服务衔接的关键节点，加强需求侧合理就医引导，推动构建有序的就医和诊疗新格局。

一是推动优质医疗资源扩容和均衡布局，提升各级医疗机构服务能力。在优质医疗资源扩容方面，壮大医疗卫生人才队伍，优化人才结构，提升人才素质，调动服务积极性。在资源均衡布局方面，从横向和纵向两个层面发力，横向上通过国家医学中心和国家区域医疗中心建设，让各个区域都有自己的医学"高地"，大幅减少群众跨区域流动就医。纵向上引导优质医疗资源下沉、重心下移，各级医疗卫生机构按照功能定位提升自身服务能力。推进省级区域医疗中心建设，促进优质医疗资源向市县延伸；加大对口支援力度，加强专科能力建设，提高急诊急救水平，提升县级医院综合能力；加强医联体建设，发展远程医疗，建设社区医院，完善家庭医生签约服务，综合施策提升基层能力。

二是网格化布局医联体，促进各级各类医疗卫生机构分工协作。组建医疗联合体是加强医疗卫生机构分工协作，提升基层服务能力，促进分级诊疗的重要措施。"十四五"时期，在城市将组建由市级医院、区级医院、社区卫生服务机构、护理院、专业康复机构、安宁疗护机构等组成的医疗集团，探索区级医院与社区卫生服务机构实行一体化管理等多种形式，形成以市带区、区社一体、多元化的发展模式。在县域将积极发展以县级医院为龙头的紧密型县域医共体，按照县乡一体化、乡村一体化原则，整合县域内资源，逐步实现行政、人事、财务、业务、用药目录、信息系统等统筹管理，提升基层服务能力。

三是发展家庭医生签约服务，落实"健康守门"职责。家庭医生签约服务是以家庭医生或全科医生为主要提供主体，通过协议或合同等方式为居民提供基本医疗、公共卫生、健康管理相融合的服务，是方便群众看病就医的重要举措。"十四五"时期，要有序扩大家庭医生队伍来源渠道，鼓励各类医生到基层医疗卫生机构提供不同形式的签约服务，积极引导符合条件的二、三级医院医师加入家庭医生队伍。并以家庭医生团队为核心，联合社区对居民进行网格化健康管理，提升家庭医生开展常见病、多发病诊疗及慢性病管理能力。

四是加强分级诊疗的标准化建设，畅通转诊流程。"十四五"时期，要进一步提升制度的可操作性，按照分级诊疗的要求，进一步完善慢性病分级诊疗技术方案，细化各级医疗卫生机构具体的服务范围，明确转诊标准，畅通转诊渠道。建立医联体内牵头医院与成员单位间双向转诊通道与平台，优化双向转诊流程，为患者提供顺畅转诊和连续诊疗服务。

二、推动公立医院高质量发展

经过改革开放 40 余年医疗服务体系建设、20 年医院能力建设、10 多年深化医改的实践探索，公立医院已经到了从量的积累到质的提升的关键期，公立医院高质量发展是改革发展的必然选择和增进人民健康福祉的根本要求。2021 年 2 月 19 日，习近平总书记主持召开中央全面深化改革委员会第十八次会议，审议通过了《关于推动公立医院高质量发展的意见》。2021 年 5 月 14 日，国务院办公厅印发了《关于推动公立医院高质量发展的意见》。推动公立医院高质量发展，重点围绕"一个中心"，瞄准"一个目标"，坚持"一条主线"，推动"三个转变"，着力从"五个新"推动重点工作。

围绕"一个中心"，以人民健康为中心。一是明确各级党委和政府的责任，把人民健康放在优先发展的战略地位，将健康融入所有政策，真正体现人民至上、生命至上。二是明确公立医院的责任，从"以治病为中心"转向"以人民健康为中心"，聚焦人的生命全周期、健康全链条中需要医院解决的这一段，转变理念，创新模式。三是明确居民个人的责任，倡导"每个人是自己健康第一责任人"的理念，形成科学健康的生活方式。

瞄准"一个目标"，以建立健全现代医院管理制度为目标。通过运行机制和治理机制的改革，建立维护公益性、调动积极性、保障可持续的公立医院运行新机制，建立决策、执行、监督相互协调、相互制衡、相互促进的治理机制，建立权责清晰、管理科学、治理完善、运行高效、监督有力的现代医院管理制度。

坚持"一条主线"，坚持和加强党对公立医院的全面领导。一是全面执行和落实党委领导下的院长负责制，公立医院党委发挥把方向、管大局、作决策、促改革、保落实的领导作用。二是加强公立医院领导班子和干部人才队伍建设，坚持党管干部、党管人才原则。三是全面提升公立医院党组织和党员队伍建设质量，医院内设机构党支部要突出政治功能，实施党支部书记"双带头人"培育工程。四是落实公立医院党建工作责任。

推动"三个转变"。一是发展方式从规模扩张转向提质增效，把发展的着力点放到提升质量和效率上，更加注重内涵发展、技术发展、水平发展、服务发展。二是运行模式从粗放管理转向精细化管理，运用现代管理理念和管理工具，提升医院管理的精细化、信息化、规范化、科学化水平。三是资源配置从注重物质要素转向更加注重人才技术要素，从提升薪酬待遇、发展空间、执业环境、社会地位等方面入手，充分调动医务人员的积极性。

着力从"五个新"推动重点工作，分别指构建新体系、引领新趋势、提升新效能、激活新动力、建设新文化。

构建新体系，重点是构建有序的就医和诊疗新格局。打造国家级和省级高水平医院，带动全国医疗水平迈上新的大台阶，提升省域诊疗能力，减少跨省就医。发挥公立医院在城市医疗集团中的牵头作用，形成特色鲜明、专业互补、错位发展、有序竞争的发展格局。发挥县级医院在县域医共体中的龙头作用，提高县域就诊率。建立健全分级分层分流的重大疫情救治体系，提高重大疫情应对能力。

引领新趋势，重点是加强学科建设、技术创新和人才培养。加强临床专科建设，以专科发展带动诊疗能力和水平提升。推进医学技术创新，加强基础和临床研究，推动科技成果转化，促进医疗新技术进入临床使用。推进医疗服务模式创新，推广多学科诊疗模式。推动信息技术与医疗服务深度融合，推进智慧医院建设。

提升新效能，重点是加强以经济管理为重点的医院运营管理。通过健全运营管理体系、加强全面预算管理、完善内部控制制度、健全绩效评价机制，对医院人、财、物、技术等核心资源进行科学配置、精细管理和有效利用，提升医疗、教学、科研等核心业务的供给质量和效率。

激活新动力，重点是改革创新。通过落实政府投入责任、深化医疗服务价格改革、深化医保支付方式改革、改革薪酬分配制度、改革人事管理制度、健全医务人员培养评价制度等综合改革，建立完善维护公益性、调动积极性、保障可持续的运行新机制。

建设新文化，重点是大力弘扬崇高职业精神和伟大抗疫精神。将崇德尚医、医者仁心的医院传统文化赋予新的时代内涵，建设符合时代要求的政治文化、学术文化、关心关爱医务人员的文化、不断满足病人需求的文化。

三、深化三医联动改革

《规划》提出全面推广三明经验，深化相关重点领域的改革。三明市是全国深化医改经验推广基地，其医改经验的核心在于坚持"人民至上、敢为人先"的改革精神，坚持以改革创新为动力，坚持改革的整体联动，系统调整医改经济政策、健全公立医院内部的激励和约束机制、推动医疗资源下沉。"十四五"期间，要以深入推广三明医改经验为抓手，深化联动改革，促进医保、医疗、医药协同发展和治理。

一是健全全民医保制度。"十四五"时期，要推动基本医疗保障更加公平普惠，保障范围和标准与经济社会发展水平更加适应，健全筹资和待遇调整机制，逐步缩小制度间、人群间、区域间的差距。发挥大病保险和医疗救助精准保障作用，积极发展商业医疗保险，探索建立长期护理保险制度，加强各类医疗保障互补衔接，促进多层次医疗保障体系发展。针对不同疾病、不同医疗服务特点，推进多元复合式医保支付方式改革，探索医保引导分级诊疗、推动基层提升能力的有效机制。各省份及有价格管理权限的地级市每年开展一次医疗服务价格调整工作评估，重点提高体现技术劳务价值的医疗服务价格，降低设备物耗占比高的检查检验和大型设备治疗价格，支持公立医疗机构提高医疗技术服务收入占比，持续深化医疗服务价格改革国家试点，探索新时代医疗价格形成机制。

二是深化医疗供给侧结构性改革。促进优质医疗资源扩容和区域均衡布局，加快构建有序的就医和诊疗新格局。"十四五"时期，完成全国范围国家区域医疗中心规划布局，建设120个左右省级区域医疗中心，力争每个地市都有三级甲等医院。健全以县级医院为龙头、乡镇卫生院为枢纽、村卫生室为基础单元的县域医疗服务网，夯实日常健康服务基础，切实发挥基层医疗卫生机构和家庭医生团队的"网底"和"健康守门人"作用。

三是完善药品供应保障体系。切实提高药品的供应保障能力，让百姓用上更多治疗效果好、价格便宜、质量放心的国产药。常态化制度化开展药品耗材集中带量采购，加快扩大采购品种和采购金额的覆盖面，推行医保经办机构与医药企业直接结算，完善国家医保谈判药品"双通道"管理机制。加大研发创新支持力度，鼓励新药研发，推进仿制药质量和疗效一致性评价，健全以临床价值为导向的新药评估机制。建立健全由多部门参加的国家短缺药品供应保障工作会商联动机制，加强部门间监测预警和协同联动，建立完善全国公立医疗卫生机构短缺药品信息直报系统，形成国家、省、市、县四级短缺药品监测和应对体系。发挥医疗对医药创新的支撑作用，推动产学研医技术协作。加强药品安全监管。开展药品临床综合评价，促进规范合理用药。

四、健全综合监管制度

2016年，在全国卫生与健康大会上，习近平总书记提出要围绕重要领域和关键环节，着力推进基本医疗卫生制度建设。基本医疗卫生制度由5项制度组成，综合监管制度是其中的重要一项。2018年5月，习近平总书记主持召开中央全面深化改革委员会第二次会议，审议通过并由国务院办公厅印发《关于改革完善医疗卫生行业综合监管制度的指导意见》。文件要求转职能、转方式、转作风，提高效率效能，转变监管理念、体制和方式，着力推进全行业监管、全流程监管及综合协同监管。文件印发后，国家卫生健康委员会高度重视，着力加强顶层设计，建立了部际联络工作机制，召开部际联络员会议，研究制定医疗卫生行业综合监管督察方案，推动各部门齐抓共管。同时，建立委内综合监管领导小组，制定了委内任务分工，积极推进行业管理制度建设，加快构建多元化监管体系，不断创新综合监管方式，规范医疗服务行为。

为督促地方政府加快落实文件要求，根据文件总体部署，国家卫生健康委员会会同相关部门研究制定医疗卫生行业综合监管实地督察机制，制定了首轮督察方案与 51 项督察指标，将医疗卫生行业综合监管督察纳入中央和国家机关督察检查考核计划事项。2019 年、2020 年，国家卫生健康委员会联合国家发展和改革委员会、公安部、国家市场监督管理总局、国家医疗保障局、国家中医药管理局、国家药品监督管理局等部门组织开展全国医疗卫生行业综合监管实地督察，已实现对各省份实地督察全覆盖。实地督察以问题为导向、以“督政”为手段，对督察发现的问题，联合相关部门进行通报，要求被督察省份进一步发挥各级联席会议制度作用，加强部门间联动和工作衔接，推动各地区、各部门贯彻落实综合监管责任，并将督察结果上报国务院。

通过实地督察发现，各地正着力推进文件落实，医疗卫生行业综合监管制度建设取得初步成效。一是省级层面政府主导的医疗卫生行业综合监管制度已全面建立。各省份均按照要求将综合监管制度纳入深化医药卫生体制改革框架下同部署、同要求。各省份政府负责同志亲自部署，出台实施方案，细化部门任务分工。二是多部门协调配合、协同监管的工作机制初步形成。各省份均建立由省卫生健康委牵头，相关部门参加的联席会议制度，定期召开会议，协调解决重大问题。三是医疗卫生机构落实主体责任意识不断加强。各省份均印发关于加强公立医院党的建设工作的实施办法，成立医院党建工作指导委员会，指导公立医院将党建工作要求写入医院章程，健全完善医院党委与行政领导班子议事决策规则，确保党委领导下的院长负责制在各级公立医院落实。四是行业组织自律和社会监督模式逐步培育。部分省份在培育医疗卫生行业组织、引导和支持其提升专业化水平和公信力方面出台新举措，不断探索社会各界参与监督的新模式。

《规划》提出，到 2025 年要建立健全机构自治、行业自律、政府监管、社会监督相结合的医疗卫生综合监督管理体系，提升综合监管的成效。

一是健全综合监管长效机制。要加强全过程监管，重点加强对要素准入、质量安全、公共卫生、机构运行、医疗保障基金、养老托育服务和健康产业等的监管。创新监管方式，依法依规强化互联网医疗平台监管。持续完善"双随机、一公开"制度，提升卫生健康监督执法能力，加强传染病防控等重点领域监督执法。

二是强化医疗卫生机构运行监管。压实医疗卫生机构的主体责任，通过公立医疗卫生机构综合绩效考核等方式，推动实现从"要我管"到"我要管"的转变。加强完善医院评审评价事中事后监管机制，构建政府主导、社会参与、医院评审和专项评价相结合的医院评审评价体系。

三是充分发挥行业自律和社会监督的作用。不断提升医疗卫生行业组织的专业化水平和公信力，使其在制定行业管理规范和技术标准、规范执业行为、维护行业信誉、调解处理服务纠纷等方面更好发挥作用。采取多种方式支持社会各界参与监督，加强相关投诉举报平台建设，充分发挥媒体、社会舆论对医疗卫生服务的监督作用。

持续提高药品供应保障制度化水平
高质量满足人民群众基本用药需求

国家卫生健康委员会药物政策与
基本药物制度司

一、健全药品供应保障制度是党中央在卫生健康领域作出的重大部署

（一）药品供应保障制度是中国特色基本医疗卫生制度的重要组成。新一轮医改以来，以国家基本药物制度为基础的药品供应保障体系逐步建立。2016 年，习近平总书记在全国卫生与健康大会上强调，要努力在分级诊疗制度、现代医院管理制度、全民医保制度、药品供应保障制度、综合监管制度 5 项基本医疗卫生制度建设上取得突破。党的十九大报告进一步明确实施健康中国战略，全面取消以药养医，健全药品供应保障制度。十九届四中全会强调要提高公共卫生服务、医疗服务、医疗保障、药品供应保障水平。2020 年，习近平总书记在教育文化卫生体育领域专家代表座谈会上提出要深化医疗卫生体制改革，加快健全药品供应保障制度等五项制度。这彰显了党和国家完善药品供应保障的意志与决心，要求在实践中扎实推进新发展阶段药品供应保障高质量

203

发展，更好适应国家治理体系和治理能力现代化要求，满足公众健康需求。

（二）药品供应保障制度是卫生健康法治化建设的重要内容。2016年印发的《"健康中国2030"规划纲要》将"完善药品供应保障体系"上升到了国家战略的高度。2019年，新颁布的《基本医疗卫生与健康促进法》设独立章节对药品供应保障作出规定，新修订的《药品管理法》增设了药品储备和供应章节，其中明确国家完善药品供应保障制度，建立健全药品供求监测体系，实行短缺药品清单管理制度；国家实施基本药物制度，公布基本药物目录，加强组织生产和储备，提高基本药物的供给能力，强化基本药物质量监管，确保基本药物公平可及、合理使用；鼓励儿童用药品的研制和创新，对儿童用药予以优先审评审批。这充分体现了党的主张、践行了党的宗旨，实现了公众健康需求和药品供应保障制度建设的高度统一，也充分肯定了现行制度符合以人民健康为中心的发展方向和内在规律。

（三）药品供应保障制度是践行以人民健康为中心理念的重要举措。保障"小药片"供应体现着党和政府的"大民生"。随着我国经济社会发展、城镇化、老龄化进程加快以及疾病谱结构改变，人民群众对用得上药、用得起药、用创新药、用高质药的期望不断提升，对合理用药和药学服务的需求日益增长。近年来，国务院和相关部门发布了一系列药品领域改革政策文件，都将药品临床价值放在重要位置。药品价值最终体现在临床使用终端，从使用端发力建立健全药品供应保障制度，是卫生健康事业改革发展的关键环节和永恒主题。党和国家机构改革赋予卫生健康部门开展药品使用监测、临床综合评价和短缺药品预警的新职能，当前和今后一段时期，要继续坚持以药品临床价值和临床用药需求为导向，充分运用药品使用监测评价等临床实践大数据，持续推进药品供给侧结构性改革，推动医药产业健康发展，促进科学合理安全用药，切实增强人民群众获得感、安全感、幸福感。

二、"十三五"期间药政工作取得明显成效

（一）基本药物制度更加巩固完善。一是制度建设顶层设计进一步加强。国务院办公厅先后印发《关于完善国家基本药物制度的意见》《关于进一步做好短缺药品保供稳价工作的意见》，进一步明确基本药物"突出基本、防治必需、保障供应、优先使用、保证质量、降低负担"的功能定位，推动各级医疗机构逐步形成以基本药物为主导的"1+X"用药模式。二是基本药物目录结构进一步优化。现行的《国家基本药物目录（2018 年版）》品种总数由原来的 520 种增加到 685 种，其中西药 417 种、中成药 268 种（含民族药），能够更好适应各级医疗机构基本用药需求。三是基本药物质量进一步提升。国务院办公厅印发《关于开展仿制药质量和疗效一致性评价的意见》，率先对列入《国家基本药物目录（2012 年版）》中的化学药品仿制药口服固体制剂开展一致性评价，并逐步扩大到其他药品，这为国家持续提高药品质量、组织

药品集中采购创造了条件。**四是基本药物主导地位更加突出。**组织国家基本药物临床应用指南、处方集的修订编写和培训宣传工作。公立医疗机构全面配备使用基本药物。二级和三级公立医院绩效考核纳入基本药物使用品种数和金额占比等指标，促进各级公立医疗机构基本药物使用占比逐年提高。

（二）创立完善短缺药品供应保障新机制。**一是建立完善多部门会商联动机制。**2017年印发《关于改革完善短缺药品供应保障机制的实施意见》，建立由多部门参加的国家短缺药品供应保障工作会商联动机制，2019年成员单位由9个增加到12个。各省、自治区、直辖市同步建立了相应的省级工作机制。**二是建立健全药品协同监测、协调应对机制。**建立全国公立医疗卫生机构短缺药品信息直报系统，2019年形成覆盖国家、省、市、县四级短缺药品监测和应对体系，2021年建成国家短缺药品多源信息采集与供应业务协同应用平台。**三是全面落实短缺药品清单管理。**2020年首次公布国家短缺药品清单和临床必需易短缺药品重点监测清单，共计57个品种，侧重妇儿专科、重大疾病、急（抢）救等领域用药。**四是建立健全多部门协调应对机制。**工业和信息化部牵头建立6家联合体，加快小品种药（短缺药）集中生产基地建设。国家药品监督管理局优先审评审批国家短缺药品清单品种。国家市场监督管理总局对滥用市场支配地位案、垄断协议案等案件作出行政处罚。国家医疗保障局对未提交信用承诺的企业采取撤网、告诫等约束措施。为稳妥解决国内未注册上市的少量临床急需药品供应问题，国家卫生健康委员会会同国家药品监督管理局联合印发《临床急需药品临时进口工作方案》《氯巴占临时进口工作方案》。

（三）全面构建药品使用监测和临床综合评价体系。2019年印发《关于开展药品使用监测和临床综合评价工作的通知》，明确了监测评价政策框架和总体安排。一是建立健全覆盖面广、上报规范的药品使用监测新机制。依托现有资源建成国家药品使用监测信息平台，初步建立覆盖国家、省、市、县四级监测网络体系。2021年，作为监测数据标准化的基础——药品编码（YPID）纳入卫生行业标准。监测范围目前已覆盖三级、二级公立医院和80%以上政府办基层医疗卫生机构。二是加强药品使用数据汇聚分析应用。2016年以来持续开展药品使用监测数据的采集和质量控制，建立健全药品使用监测年度报告制度，2016—2021年，连续编印了6个年度《全国公立医疗卫生机构药品使用监测报告》，同步形成儿童用药等多项专题分析报告。三是建立药品临床综合评价指南规范体系。2021年印发《关于规范开展药品临床综合评价工作的通知》，同时配发《药品临床综合评价管理指南（2021年版试行）》，明确从安全性、有效性、经济性、创新性、适宜性、可及性6个维度开展科学规范的整合分析与综合研判。2022年，组织有关单位制定并发布了心血管病药品、抗肿瘤药品、儿童药品临床综合评价技术指南。四是推动药品临床综合评价规范开展。充分发挥国家和地方不同层级卫生健康行政部门、技术机构的作用，指导地方和国家儿童医学中心结合实际，规范开展药品临床综合评价工作。

（四）全面加强儿童药品供应保障。按照《关于保障儿童用药的若干意见》要求，重点围绕儿童适宜药品不足，企业研发生产积极性不高等问题，不断完善保障儿童用药政策措施。**一是鼓励儿童药品研发。**2016年以来，国家先后发布四批《鼓励研发申报儿童药品清单》，共纳入129个儿童适宜药品，目前已有24个药品获批上市。国家卫生健康委员会协同科技部、工业和信息化部、国家医疗保障局、国家药品监督管理局，进一步加大鼓励研发申报儿童药品科研扶持力度和相关产业项目建设，优先审评审批鼓励研发申报儿童药品，按程序将符合条件的鼓励研发申报儿童药品纳入国家基本药物目录和国家基本医疗保险药品目录，引导提升我国儿童药品综合研发水平。**二是推动企业修订儿童药品说明书。**对于境外已批准用于成人和儿童、我国已批准用于成人的药品，如循证医学证据充分、国内临床已积累大量儿童用药经验，可直接增加儿童适应证及用法用量等内容。国家药品监督管理局药品审评中心与国家儿童医学中心（北京）合作设立"中国儿童用药说明书规范化项目"，2021年发布了3种精神类药品、5种抗癌药品说明书，增加儿童用药信息的公告。**三是保障儿童药品供应。**《国家基本药物目录（2018年版）》更加注重儿童等特殊人群用药，新增临床急需的22个儿童用药品种，并在目录内设置儿科用药专栏。放宽医疗机构儿童适宜品种、剂型、规格的"一品两规"限制。

（五）鼓励仿制药品取得可喜进展。2018年，国务院办公厅印发《关于改革完善仿制药供应保障及使用政策的意见》，为促进仿制药研发，明确制定鼓励仿制的药品目录。2019年以来，结合我国临床用药需求和国产仿制药品生产供应情况，国家卫生健康委员会会同科学技术部等部门组织专家对国内专利到期和即将到期尚没有提出注册申请、临床供应短缺等药品，按程序进行遴选论证，先后制定发布两批《鼓励仿制药品目录》，共收录56个药品品种。目前，共有33个品种获批上市，其中包括抗肿瘤药5个、儿童用药13个、罕见病用药7个，10个品种填补国内空白、7个品种填补国产空白，有效解决了部分药品临床短缺的问题。

（六）医疗机构药品集中采购制度不断完善。落实《国务院办公厅关于完善公立医院药品集中采购工作的指导意见》，不断规范药品集中采购工作，创新采购方式，助力深化医改、降低患者用药负担。一是坚持以省、自治区、直辖市为单位的网上药品集中采购方向。实行一个平台、上下联动、公开透明、分类采购，采取招生产企业、招采合一、量价挂钩、双信封制、全程监控等措施。对不同药品分别实行省级公开招标、国家谈判、定点生产、直接挂网等采购方式。二是规范药品采购平台建设。确定省级药品集中采购平台具备的基本功能。建成国家药品供应保障综合管理信息系统，并与各省级平台实现互联互通，明确国家与省级平台数据传输内容。2016年完成省级药品集中采购平台数据交换接口的规范化升级工作，纳入药品唯一性识别码（YPID）和卫生机构（组织）代码。三是完成首次国家药品价格谈判。建立16个部门参加的国家药品价格谈判部门协调机制，2016年公布首批国家谈判结果，3个专利药价格平均降价幅度达50%，为进一步完善国家谈判机制奠定了基础。四是协同推进药品集中带量采购改革形成常态化机制。通过多种方式加大对国家组织药品集中采购及配套措施的宣传力度，指导医疗机构将中选药品纳入本机构的药品处方集和基本用药供应目录，强化中选药品的合理用药管理。

三、奋力开创"十四五"期间药政工作新局面

"十四五"时期在我国现代化建设进程中具有特殊重要性。全面扎实推进药政工作，要以习近平新时代中国特色社会主义思想为指导，以落实《规划》为契机，以加快健全药品供应保障制度为主线，以落实《基本医疗卫生与健康促进法》《药品管理法》和国家基本药物制度、短缺药品保供稳价、国家组织集中采购和使用改革等文件为重点，推动药政工作取得新突破、取得更大成效，为全面深化医改、建设健康中国、保障全民健康作出更大贡献。

（一）坚持主导地位，全力推动基本药物制度进一步落地落实。优化调整国家基本药物目录。推动各级医疗机构逐步形成以基本药物为主导的"1+X"用药模式。以城市医疗集团、县域医共体等医联体为载体推动区域内医药资源共享，促进上下级医疗机构用药衔接，推进基本药物优先使用。

（二）坚持统筹协调，扎实做好短缺药品保供稳价工作。进一步加强短缺药品协同监测，推进信息共享共用。建成多层次短缺药品供应保障体系，初步形成短缺药品信息收集、汇总分析、分

级应对、部门协同的工作格局。

（三）坚持三医联动，**切实做好国家组织集中采购中选药品临床配备使用工作**。加强卫生健康、医保、药品监督管理等部门的统筹协调，形成政策合力，指导医疗机构根据临床用药需求合理使用国家集采药品。

（四）坚持整体推进，**全面加快药品使用监测建设**。研究药品使用监测数据多方应用与安全保障机制，优化药品使用监测工作流程，深入推进监测数据分析应用。完善国家和省两级药品使用监测平台建设。

（五）坚持目标引导，**稳步开展药品临床综合评价**。健全药品临床综合评价管理机制和技术规范，推动药品临床综合评价工作规范开展，引导医疗机构将评价结果结合实际转化运用。不断完善鼓励仿制药品目录以及鼓励研发申报儿童药品清单相关鼓励扶持政策。

（六）坚持多措并举，**促进药学服务高质量发展**。加强药师队伍建设，推进《中华人民共和国药师法》制定和实施。推动药学服务模式转型，不断提高药学服务水平，鼓励有条件的地区开展医疗机构总药师制度试点工作。

（七）坚持问题导向，**深化药物政策研究**。与党中央提出的"十四五"经济社会发展主要目标和2035年远景目标对标对表，加强前瞻性研究和政策协同研究，促进成果交流转化，为健全药品供应保障制度提供支撑。

推进公立医院薪酬制度改革

国家卫生健康委员会人事司

广大医务人员守护着人民生命健康，在抗击疫情中作出了突出贡献。为更好调动医务人员积极性，更优服务人民群众，2021年7月，经国务院同意，人力资源和社会保障部、财政部、国家卫生健康委员会、国家医疗保障局、国家中医药管理局印发《关于深化公立医院薪酬制度改革的指导意见》。

《关于深化公立医院薪酬制度改革的指导意见》主要内容包括以下几点。一是与医疗、医保、医药联动改革相衔接，落实"两个允许"，实施以增加知识价值为导向的分配政策，强化公立医院公益属性，合理确定公立医院薪酬水平，完善公立医院薪酬水平决定机制。二是充分落实医院内部分配自主权。在核定的薪酬总量内，公立医院可采取多种方式自主分配。可结合本单位实际，自主确定更加有效的分配模式。可自主设立体现医疗行业特点、劳动特点和岗位价值的薪酬项目，充分发挥各项目的保障和激励作用。三是逐步建立主要体现岗位职责的薪酬体系，实行以岗定责、以岗定薪、责薪相适、考核兑现。四是合理确定内部薪酬结构，注重医务人员的稳定收入和有效激励，进一步发挥薪酬制度的保障功能。五是建立健全公立医院负责人薪酬激励约束机制，鼓励对主要负责人实行年薪制。六是健全以公益性为导向的考核评价机制，考核结果与公立医院薪酬总量挂钩。七是提出拓宽深化薪酬制度改革经费渠道，深入推进"三医"联动改革，逐步提高诊疗、中医、护理、手术等医疗服务在医疗收入中的比例。在确保收支平衡的前提下，合理确定人员支出占公立医院业务支出的比重。公立医院可根据考核结果分配医保结余留用资金，主要用于相关人员绩效。

目前，人力资源和社会保障部、财政部、国家卫生健康委员会、国家医疗保障局、国家中医药管理局正在共同推动文件实施。落实"两个允许"要求，坚持理论创新，做好政策解读和经验推广，以提高公立医院人员支出占比、人员固定薪酬占比、医疗服务收入占比为重点，引导医院和医务人员发挥改革主力军作用，调动参与改革的积极性、主动性。

有破有立　加快建立突出实践导向的卫生职称制度

国家卫生健康委员会人事司

2021年7月，人力资源和社会保障部、国家卫生健康委员会、国家中医药管理局印发《关于深化卫生专业技术人员职称制度改革的指导意见》（以下简称《指导意见》），部署卫生专业技术人员职称制度改革工作。

《指导意见》指出，卫生专业技术人员是我国专业技术人才队伍的重要组成部分，是新时代实施健康中国战略的中坚力量。深化卫生专业技术人员职称制度改革，要坚持新时代卫生与健康工作方针，遵循卫生健康行业特点和人才成长规律，以促进人才发展为目标，以科学评价为核心，以品德能力业绩为导向，为科学客观公正评价卫生专业技术人员提供制度保障，为实施健康中国战略提供人才支撑。此次改革，主要有以下做法。

一是坚持问题导向破"四唯"。实行成果代表作制度，破除"唯论文"。科学合理对待论文，论文、临床病案、手术视频、流行病学调查报告等均可作为业绩成果参加评审。取消职称申报时对论文篇数的要求，在职称评审和岗位聘任各个环节，不把论文篇数和科学引文索引（SCI）相关指标作为前置条件和判断的直接依据。改革申报年限，破除"唯学历"。将中级职称与住院医师规范化培训制度相衔接，统一各学历申报副高级职称的年限，鼓励医学生"早临床、多临床、反复临床"。改革申报条件，破除"唯奖项""唯帽子"。不把论文、科研项目、获奖情况等作为申报的必要条件，明确规定不得将人才荣誉性称号与职称评审直接挂钩。

二是突出实践立"新标"。 将门诊工作时间、出院患者治疗人数、出院病人手术人数等临床工作数量作为医生申报职称的"门槛"条件。将病案作为评价临床工作质量的重要载体，通过抢救、死亡或疑难病案来反映申报人的能力。设置基本病种覆盖率、疑难病种覆盖率、基本手术覆盖率、疑难手术覆盖率、出院患者并发症发生率、平均住院日、住院患者次均费用等指标，对医生的临床工作质量进行量化评价。

三是实事求是促流动。 鼓励人才向艰苦边远地区和基层一线流动。基层专业技术人员可适用 2015 年印发的《人力资源社会保障部 国家卫生计生委关于进一步改革完善基层卫生专业技术人员职称评审工作的指导意见》，对论文、职称外语等不作硬性要求，重点考察提供基本公共卫生服务，以及常见病、多发病的诊疗、护理、康复等综合服务情况，实现"干什么评什么"。对艰苦边远地区和基层一线卫生专业技术人员实行"定向评价、定向使用"。贯彻落实《基本医疗卫生与健康促进法》要求："执业医师晋升为副高级技术职称的，应当有累计一年以上在县级以下或者对口支援的医疗卫生机构提供医疗卫生服务的经历"。

新标准首先在国家卫生健康委员会直属联系单位、山东、四川和重庆等多地实施，评审专家一致认为，用临床大数据开展职称评审，有效解决了破"四唯"后立"新标"的问题，能更准确地评价医师的临床执业能力和水平。

一是破除"唯论文"，临床好医生受益。按照新标准，即使没有论文、只要符合临床工作数量要求即可以申报。此举让很多临床工作好但没有论文的申报人受益，如某医院眼科的一名主治医师，虽然医术小有名气，但因为没有发表过论文，多年不能申报副高级职称，改革后顺利晋升副主任医师，引起较好反响。

二是建平台立新标，专家普遍认同。通过病案首页直接获取申报人的临床工作情况，既客观准确，又减轻了申报人的填报负担，解决了以往有指标难收集的困境。建立了卫生人才评价数据平台，将病种覆盖率、单病种平均住院日、单病种次均费用等指标进行了可视化呈现，实现了从"模糊评价"到"精准画像"。临床工作"门槛"、临床工作大数据、典型病案三者从临床工作数量、质量、疑难病案处理三个维度全方位、立体式地定位了医生的临床工作能力，使卫生职称有破有立，解决了破除"唯论文"之后评什么的问题，达到了"立新标"的作用。

三是引导医生回归临床的作用正在显现。在评审中，一些担任评委的院长、科主任，评审会后主动在本院或科室宣讲有关政策。目前，已经有不少医生开始要求增加门诊，或者要求回病房收治病人，医生主动回归临床的趋势正在形成。根据评审会后问卷调查的结果，评审专家对设置临床"门槛"、采用"病案＋临床工作大数据"进行评价的做法高度认同，认为改革方向正确、评价指标科学、呈现形式直观，有专家甚至表示："这次改革非常震撼，是革命性的变化，应该尽快在全国推广。"

下一步，国家卫生健康委员会将进一步完善评价指标，做好技术培训，加强政策宣传，营造良好环境，推动各省加快完善数据环境，力争用 2~3 年时间建立起操作性强、导向性好的指标体系，让职称改革顺利落地。

改革创新医学教育　强化医学人才培养

国家卫生健康委员会科技教育司

一、加强医教协同

医教协同推进医学教育改革与发展，加强医学人才培养，是提高医疗卫生服务水平的基础工程，是深化医药卫生体制改革的重要任务，是推进健康中国建设的重要保障。《医师法》明确提出"国家采取措施，加强医教协同，完善医学院校教育、毕业后教育和继续教育体系"。近年来，国家卫生健康委员会与教育部深化医教协同，持续推进医学教育改革，取得了重要进展，以"5+3"（5年临床本科教育 +3年住院医师规范化培训或3年临床医学硕士专业学位研究生教育）为重点、"3+2"（3年临床医学专科教育 +2年助理全科医生培训）为补充，院校教育、毕业后教育、继续教育三阶段有机衔接的医学教育体系初步建立。

二、完善毕业后医学教育制度

毕业后医学教育包括住院医师规范化培训和专科医师规范化培训。《基本医疗卫生与健康促进法》和《医师法》明确提出建立健全住院医师、专科医师规范化培训制度。

住院医师规范化培训是指医学专业毕业生在完成医学院校教育后，以住院医师的身份在国家遴选公布的培训基地接受以提高临床能力为主的系统性、规范化培训。2013 年，国家卫生计生委员会会同多部门印发《关于建立住院医师规范化培训制度的指导意见》，住院医师规范化培训制度开始全面实施。近年来，国家不断加大住院医师规范化培训投入力度，住院医师规范化培训政策体系基本形成，工作机制基本建立，培训体系逐步健全，持续不断地为医疗卫生机构输送合格临床医师。

专科医师规范化培训是在住院医师规范化培训的基础上，培养能够独立、规范地从事疾病专科诊疗工作临床医师的可靠途径，主要培训模式是"5+3+X"，即在 5 年医学类专业本科教育和 3 年住院医师规范化培训后，再依据各专科培训标准与要求进行 2~4 年的专科医师规范化培训。2015 年底，国家卫生计生委员会等 8 部门印发《关于开展专科医师规范化培训制度试点的指导意见》，开启了专科医师规范化培训制度试点工作。近年来，国家按照"稳妥、慎重、小范围"的原则，先后遴选了呼吸与危重症医学、心血管病学和神经外科等 10 个专科作为试点，积极探索适宜的专科医师规范化培训体系、支撑保障体系和组织管理体系。

三、推进继续医学教育创新发展

继续医学教育是卫生专业技术人员继毕业后医学教育之后，

以学习新理论、新知识、新技术、新方法为主要内容的医学教育形式，是医学人才成长的必然要求，其目的是使卫生专业技术人员在整个职业生涯中，保持高尚的职业道德，不断提高专业工作能力和水平，提高服务质量，以适应医学科学技术和卫生事业的发展。《医师法》提出："县级以上人民政府卫生健康主管部门和其他有关部门应当制定医师培训计划，采取多种形式对医师进行分级分类培训，为医师接受继续医学教育提供条件。县级以上人民政府应当采取有力措施，优先保障基层、欠发达地区和民族地区的医疗卫生人员接受继续医学教育。""医疗卫生机构应当合理调配人力资源，按照规定和计划保证本机构医师接受继续医学教育。""有关行业组织应当为医师接受继续医学教育提供服务和创造条件，加强继续医学教育的组织、管理。"2020年国务院办公厅印发《关于加快医学教育创新发展的指导意见》要求："创新继续教育方式，逐步推广可验证的自学模式。大力发展远程教育，健全远程继续医学教育网络。将医务人员接受继续医学教育的情况纳入其年度绩效考核的必备内容。"

四、加强全科医生队伍建设

全科医生是居民健康和控制医疗费用支出的"守门人"，在基本医疗卫生服务中发挥着重要作用。加快培养大批合格的全科医生，对于加强基层医疗卫生服务体系建设、推进家庭医生签约服务、建立分级诊疗制度、维护和增进人民群众健康，具有重要意义。《基本医疗卫生与健康促进法》明确提出"国家加强全科医生的培养和使用"。《医师法》要求"国家通过多种途径，加强以全科医生为重点的基层医疗卫生人才培养和配备"，为全科医师队伍建设提供了法律保障。2018年1月，国务院办公厅印发《关于改革完善全科医生培养与使用激励机制的意见》，围绕"强培养、提质量、重使用、促发展"，对加强全科医生队伍建设提出明确要求。适应行业特点的全科医生培养制度基本完善，适应全科医学人才发展的激励机制基本建立，为加快建立和完善中国特色的全科医生制度、全方位全周期保障人民群众生命健康提供了有力保障。国家积极采取全科专业住院医师规范化培训、助理全科医生培训、农村订单定向医学生免费培养、全科医生转岗培训等措施，加大全科医生培养力度。

加快卫生健康科技创新

国家卫生健康委员会科技教育司

一、构建协同高效科技创新体系

在健康领域深入实施创新驱动发展战略，以提高疗效、保障健康、惠及民生为目标，着力构建体现中国特色和领域特点的协同高效科技创新体系，显著提升自主创新能力，加快关键技术突破，促进成果转化应用，提高医疗服务和健康保障供给质量，为建设健康中国和科技强国，提高全民健康水平，发展健康产业提供坚实的科技支撑。

（一）加强应用基础研究，推动前沿技术创新。

以健康和疾病防治的关键科学问题为目标，聚焦个体发育、衰老调控、免疫、代谢、脑科学、干细胞与器官修复、中医药等方面的关键医学问题，加强部署基础研究，探索疾病发生与发展规律，为疾病防治和健康促进提供理论基础。把握生物、信息、工程等科技前沿领域的发展趋势，加快引领性技术的创新突破和应用发展，攻克一批急需突破的先进临床诊治关键技术。组织推进"癌症、心脑血管、呼吸和代谢性疾病防治研究""脑科学和类脑研究""新一代人工智能"等卫生健康领域相关科技创新

2030—重大项目，实施国家重点研发计划"前沿生物技术""干细胞研究与器官修复""诊疗装备与生物医用材料"等，重点部署基因操作、医学人工智能、疾病早期发现、新型检测与成像、生物治疗、微创治疗等前沿及共性技术研发，提升我国医学前沿领域原创水平，增强创新驱动源头供给，加快前沿技术创新及临床转化。

（二）提升疾病防控水平，保障重点人群健康。

聚焦威胁国民健康的疾病，加强疾病防控和公共卫生科研攻关体系和能力建设，加快推广应用适合基层和边远地区的适宜医疗卫生技术，大力推动医疗新技术转化应用于临床，在科学评价的基础上形成一批诊疗技术规范，提高诊疗技术水平，优化疾病防控策略，显著提升重大疾病防控能力。

重点部署"十四五"重点研发计划"常见多发病防治研究""生育健康及妇女儿童健康保障""主动健康和人口老龄化科技应对"等重点专项，围绕儿童、青少年、妇女和老年人等重点人群的健康保障，加强常见疾病的流行规律和危险因素、儿童青少年生长发育和营养、儿童疾病预防技术和健康评价工具、妇女重点疾病防治技术和保健服务模式、老年健康评估、老年共病、伤害防治及综合防治技术、智能康复技术与产品等研究。

（三）加强创新基地平台建设。

以国家目标和战略需求为导向，加强生物医学和健康医疗大数据、生物样本资源、实验动物资源等基础性资源平台建设，推进传染病防控研究基地建设，推进医学科技信息平台建设，加强临床医学研究规范管理,加强示范性药物临床评价技术平台建设,规范生物医学新技术临床研究与转化应用管理。统筹加强卫生与健康领域研发基地和平台建设,强化医学研究领军人才及专业人才培养,整体促进各类创新主体的协同互动、创新要素的顺畅流动和高效配置。

二、加强实验室生物安全监管

生物安全是全世界、全人类面临的重大生存和发展威胁之一,越来越受到全球各界高度重视。党中央、国务院高度重视生物安全,将生物安全纳入国家安全,建立国家生物安全工作协调机制,颁布实施《中华人民共和国生物安全法》(以下简称《生物安全法》)。病原微生物实验室是做好其他生物安全工作的基础平台,实验室生物安全也是生物安全的重要组成部分。《生物安全法》明确提出国家要统筹布局全国生物安全基础设施建设,加快建设包括病原微生物菌(毒)种保藏、高等级实验室(包括生物安全三级实验室即 P3 实验室、生物安全四级实验室即 P4 实验室)在内的生物安全国家战略资源平台、建立共享利用机制,为生物安全科技创新提供战略保障和支撑。同时,加强与人体健康有关的实验室监管,保障实验室生物安全,也是各级卫生健康主管部门的法定职责。近年来,国家不断完善实验室生物安全管理制度,提升管理能力和监管能力,加大监督检查力度,实验室生物安全风险总体可控。

（一）**强化高等级实验室布局和使用。** 全国已有与人体健康有关的高等级实验室共 65 家，分布在 21 个省份。按照《高级别生物安全实验室体系建设规划（2016—2025 年）》，"十四五"期间，国家将继续加强高等级实验室布局建设，以期实现各省份至少 1 家 P3 实验室的目标。同时，加强高等级实验室运行评价和资源调度，解决实验室运行保障机制不健全，实验室闲置与超负荷运行并存等矛盾，以保证高等级实验室"来之能战、战之必胜"，满足病原微生物研究、传染病疫情防控等工作需要。

（二）**推进病原微生物菌（毒）种保藏和资源利用。** 全国已经指定了 6 家国家级病原微生物菌（毒）种保藏机构、2 家省级病原微生物菌（毒）种保藏机构，保藏体系初具雏形。"十四五"期间，抓紧建设国家病原微生物保藏中心，并以此为龙头，完善保藏体系，健全保藏标准，健全共享机制，强化菌（毒）种生物安全管理，促进菌（毒）种资源保护与安全有效利用。

（三）**规范化开展高等级实验室生物安全培训。** 继续实施病原微生物实验室生物安全人员培训项目，完善培训大纲、培训教材、培训考核题库等配套材料，制作理论培训课程视频，加强国家级、省级培训基地建设和管理，以线上、线下相结合的方式，对高等级实验室工作人员（包括管理、操作、运维人员）进行轮训，为生物安全二级实验室即 P2 实验室培养骨干人才，提升培训同质化水平，弥补当前各实验室自行负责培训和考核存在的弊端，提高实验室生物安全管理能力。

（四）**不断加大实验室生物安全监管力度。** 加快推动修订《病原微生物实验室生物安全管理条例》，组织开展配套规章制修订，进一步厘清审批职责，完善审批程序，强化事前监管。同时，创新监管方式，压实实验室及其设立单位主体责任，落实属地监管责任，进一步加强事中事后监管，及时发现实验室运行管理的生物安全风险隐患，有效堵塞漏洞，确保实验室安全运行，保障实验室生物安全。

推进数字健康发展　重塑管理服务模式

═══ 国家卫生健康委员会规划发展与信息化司 ═══

　　随着全球加速迈进数字化发展快车道，以数字化、网络化、智能化为特征的网络通信技术加速融入和改变人们的生产生活方式，正在驱动传统的医疗卫生服务向数字健康发展阶段迈进。习近平总书记强调，信息化为中华民族带来了千载难逢的发展机遇，特别是面对这次新冠病毒感染疫情，明确提出要高度重视新一代信息技术在医药卫生领域的应用，重塑医药卫生管理和服务模式，优化资源配置、提升服务效率。我们必须抢抓信息革命机遇，发挥信息技术引领作用，推进数字健康融合发展，在医药卫生领域加快实现数字化、网络化、智能化转型，着力培育行业发展新动能，重塑管理服务新模式，为全面实施健康中国战略、构建优质高效的医疗卫生服务体系提供强劲动力。

一、构建数字健康战略是创新发展的大势所趋

　　数字健康是以数据资源为要素、以信息网络为载体、以通信技术为支撑，为卫生健康领域提供数字技术、产品、服务、基础设施、解决方案等一系列的管理和服务活动。它既是一种创新发

227

展的思维理念，也是一种技术变革的治理方式。通过"数字 + 健康"实现"技术 + 需求"的创新融合发展，可以促进数据资源要素流动和管理服务模式重构，实现管理结构优化和服务效率提升，对于重塑医药卫生管理服务新模式具有重要的现实意义。

（一）数字健康是建设健康中国的战略支撑。建设健康中国是以习近平同志为核心的党中央从长远发展和时代前沿出发，坚持把人民健康放在优先发展的战略地位，作出的一项重大战略安排。党的十九届五中全会明确提出到 2035 年"建成健康中国"的远景目标，我国卫生健康工作进入全面推进健康中国建设新阶段。数字健康处在"健康中国"和"数字中国"两大战略的交汇点上，将推进数字健康发展贯穿到健康中国建设全过程，有利于从整体上推动健康中国建设质量变革、效率变革、动力变革，优化要素配置和服务供给，补齐发展短板，提升服务效率，推动健康产业转型升级，为普及健康生活、优化健康服务、完善健康保障、建设健康环境、发展健康产业提供重要技术支撑，全方位、全周期保障人民健康，大幅提高全民健康水平。

（二）数字健康是推动转型发展的重要引擎。习近平总书记强调，强化大卫生、大健康理念，把预防为主摆在更加突出位置。实现从以治病为中心向以人民健康为中心转变，这是我国卫生健康事业发展理念的重大创新、发展方式的重大转变。当前卫生健康领域面临的主要问题依然是优质医疗资源供给相对不足和人民群众医疗需求日益多元旺盛之间的矛盾，发展不平衡、不充分，城乡、区域、层级之间资源水平差异较大，亟须转变思维方式和发展方式，更加注重预防为主和风险防范、提高质量和促进均衡、资源下沉和整合协作。推进数字健康发展，坚持以信息化培育新动能，用新动能推动新发展，必将为卫生健康事业发展插上"数字技术"翅膀，进一步推动医疗机构实现发展方式从规模扩张转向提质增效，运行模式从粗放型管理转向精细化管理，资源配置从物质要素转向人才技术，加快构建优质高效的医疗卫生服务体系，推动卫生健康事业高质量发展。

（三）数字健康是创新管理服务的内在要求。习近平总书记强调，"要建立健全大数据辅助科学决策和社会治理的机制，推进政府管理和社会治理模式创新，实现政府决策科学化、社会治理精准化、公共服务高效化"。近年来，我国医疗卫生健康事业发展虽然取得长足进步，但与实现经济社会高质量发展、人民群众高品质生活、行业管理高效能治理的要求相比还存在一定差距。加快数字健康发展，有利于健全信息化服务体系，推进大数据普及应用，促进"互联网＋医疗健康"服务规范发展，构建线上线下一体化服务新模式，为行业发展赋能，为管理服务增效，在推动医疗、医保、医药"三医联动"和医防融合等领域不断拓展线上服务空间，缓解线下服务需求，重塑医药行业管理和服务模式，让数据多跑路，让群众少跑腿，有效缓解群众"看病难""看病贵""看病烦"问题。

（四）数字健康是深化全球合作的必然选择。随着数字化时代的到来，数字技术已经成为重组全球要素资源、重塑全球经济结构、改变全球竞争格局的关键力量。特别是新冠病毒感染疫情深刻冲击和挑战了全球医疗卫生体系，数字技术在医疗健康领域的应用更加广泛、影响更加深刻。国际组织和全球主要发达国家高度重视数字健康发展，世界卫生组织发布了数字健康全球战略，提出在全球和国家范围内推进数字健康的发展愿景、战略目标和行动框架，旨在促进全球卫生健康合作，加强数字健康治理，倡导以数字医疗为基础、以人为本的医疗系统。世界主要发达国家都在加紧出台数字健康发展规划和政策措施，围绕基础设施建设、核心技术创新、产业协同发展和应用实施推广等方面强化部署。加快推进数字健康发展，有利于参与全球卫生健康合作治理，及时提出中国方案，发出中国声音，构筑国家竞争新优势，为构建人类卫生健康共同体贡献中国智慧和中国力量。

二、推进数字健康发展具有丰富的实践基础

近年来，卫生健康领域通过不断加强全民健康信息化服务体系建设，规范促进健康医疗大数据应用，深化拓展"互联网＋医疗健康"服务，以信息技术有效运用作为重要推动力，进一步创新发展、改善服务，取得了良好的进展与成效，为数字健康发展奠定了丰富的实践基础。

（一）完善顶层设计，制度规范基本形成。国家相继出台《促进和规范健康医疗大数据应用发展的指导意见》和《促进"互联网＋医疗健康"发展的意见》，制定印发《"十三五"全民健康信息化发展规划》，明确了政策框架和实施路径，初步形成以信息

化建设为基础、以大数据发展和"互联网+"服务为引领的"一体两翼"发展格局。在标准规范方面,及时印发《关于加强全民健康信息标准化体系建设的意见》,制定实施全国医院和公共卫生机构信息化建设标准与规范、省统筹区域平台和医院信息平台应用功能指引,推进病案首页书写规范、疾病分类与代码、手术操作分类与代码、医学名词术语"四统一",先后发布220多项信息化标准,逐步实现信息化建设发展和应用服务"书同文""车同轨"。

(二)推进互联互通,基础设施逐步健全。国家全民健康信息平台基本建成,省统筹区域平台基础不断夯实完善,基本实现国家、省、市、县平台联通全覆盖。初步建立健全全员人口信息、居民电子健康档案、电子病历和基础资源等数据库,强化医疗服务、医疗保障、药品供应等应用系统数据集成和业务协同。积极推动公立医院逐步接入区域全民健康信息平台,依托平台推动不同医疗机构之间诊疗信息互认共享,7000多家二级以上公立医院接入区域全民健康信息平台,260多个城市实现区域内医疗机构就诊"一卡(码)通"。全国已设置2700余家互联网医院,推进医疗、管理、服务三条线的数字化、智能化、网络化建设,提高精细化管理水平和医疗服务效率。

(三)支撑疫情防控,应急能力全面提升。充分发挥大数据在疫情防控、监测分析、病毒溯源、物资调配等方面的重要作用,构建国家疫情防控平台,强化部门协同、数据共享,加强重点人群排查、密接人员追踪,降低社会风险,支撑实现"四早""四清"目标。加强常态化疫情防控,推进健康码政策统一和标准一致,实现全国"一码通行",为抗击新冠病毒感染疫情、恢复生产生活发挥了重要作用。各地积极开辟线上抗疫"第二战场",以互联网诊疗缓解线下压力,以线上咨询服务驰援海外抗疫,以健康码互认促进复工复产,全时段全方位助力疫情防控。"互联网+医疗健康"逐步从"可选项"变为"必选项"、从"锦上添花"变为"雪中送炭",在保障患者医疗服务需求、降低患者交叉感染风险中成为亮点。

(四)深化便民服务,应用成效不断凸显。推进业务协同体系建设,全面推进落实"互联网+医疗健康"10项服务30条措施,深化便民惠民"五个一"服务行动,各级医院普遍开展互联网健康咨询、分时段预约就诊、诊间结算、医保联网、检查检验结果查询、移动支付等线上服务,优化改造就医流程,"三长一短"问题得到有效缓解。全国远程医疗协作网覆盖了地级市和所有国家级贫困县,实现优质医疗资源下沉基层特别是偏远农村地区,提高了医疗健康服务可及性,有力促进"重心下移、资源下沉"。推动政务服务事项跨地区远程办理、跨层级联动办理、跨部门协同办理,构建便民服务"一张网",通过办好"就医一张卡"等"关键小事",显著提升群众获得感。

(五)坚持底线思维,网络安全明显增强。贯彻《中华人民共和国网络安全法》《中华人民共和国数据安全法》《中华人民共和国个人信息保护法》等法律法规要求,制定印发《国家健康医疗大数据标准、安全和服务管理办法(试行)》,完善行业标准规范体系，强化关键信息基础设施保障，完善行业安全管控机制，确保网络信息和数据安全。健全网络安全治理体系，建立网络信息与数据安全责任制，压实网络安全主体责任，制定网络安全事件应急预案，全面提升网络安全防护能力。加大网络安全管理和技术培训力度，组建专家和技术支撑队伍，定期开展全行业网络安全监测，不断增强网络安全意识和快速处置能力，切实提升网络信息和数据安全保障水平。

三、加快数字健康发展需要把握的重点环节

"十四五"时期是数字健康创新引领卫生健康高质量发展的重要机遇期，也是以数字化转型重塑医药卫生管理和服务模式的关键窗口期。我们必须深刻认识数字化变革带来的机遇和挑战，准确识变、科学应变、主动求变，打造数字健康新优势，促进卫生健康事业实现更高质量、更有效率、更加公平、更可持续、更为安全地发展。

（一）立足高起点谋划，构建数字健康战略新格局。适应数字健康发展趋势，对接国际标准体系，加强顶层设计和机制建设，推进从生产要素到创新体系，从业态结构到组织形态，从发展理念到服务模式的全方位变革突破，使数字健康更好服务和融入新发展格局。推进基础设施、标准法规、数据资源、产业发展、安全保障一体化部署，加强在前沿技术研发、数据开放共享、隐私安全保护、专业人才培养等方面前瞻性布局，健全数字健康的政

策法规、标准伦理、数据安全、人才队伍等支撑体系。坚持政府主导、多方参与、联合创新、共建共享的原则，鼓励医疗机构、科研院所、企业等协同创新，加强产业链上下游资源的组织协调，共同营造数字健康良好发展的生态体系。增强数字健康思维能力和应用成效，更好地统筹发展与安全、国内与国际，推动数字健康关键技术和服务模式创新，提升医疗健康服务均等化、普惠化、便捷化水平。

（二）坚持高标准建设，夯实数字健康发展新基建。推动信息基础设施扩域增量、共享协作、智能升级，加快建设高速泛在、天地一体、云网融合、智能敏捷、绿色低碳、安全可控的智能化综合性数字信息基础设施，打通全民健康信息服务体系"大动脉"。开展健康医疗大数据中心、高速网络环境、网络安全管理中心等新型基础设施建设，加强基于光纤宽带和第五代移动通信（5G）应用的远程医疗网络建设，推动高速宽带网络向各级医疗机构延伸，最大程度缩小城乡卫生健康服务鸿沟。加强基础资源数据库建设，推动区域内医疗机构间电子病历、检查检验结果、医学影像等医疗健康信息规范共享和调阅，实现电子健康档案与电子病历、公共卫生服务信息的对接联动，提高医疗健康服务的效率和质量。建立传染病多点触发一体化监测预警平台，健全集中统一、运行高效的公共卫生应急指挥系统，完善监测预警和应急响应机制，提高实时分析和集中研判能力。

（三）打造高品质生活，重塑数字健康服务新模式。坚持以人民为中心的发展思想，不断拓展丰富数字健康应用场景和服务空间，构建线上线下一体化服务新模式，提升公共资源供给效率，增强公共服务效用，优化服务流程、改善就医体验，提高群众看病就医的便捷度。推动面向基层的远程医疗服务，充分发挥互联网医院在基层医疗服务中的作用，引导重心下移、资源下沉，有序促进分级诊疗。发挥电子健康档案的枢纽作用，以家庭医生签约服务和慢性病管理为核心，建立重点人群、重点疾病、影响健康主要因素的数字化综合防控与长效管理机制，提供全方位、全生命周期的数字化健康管理服务。拓展数字健康乡村、智慧健康养老、在线医学教育、智能中医药等服务，不断满足多层次、多样化、个性化的健康需求。同时，坚持智能服务与传统服务并举，注重线上服务便捷化与线下服务人性化有机结合，缩小城乡、行业间的"数字鸿沟"。

（四）赋能高质量发展，培育数字健康经济新业态。聚焦战略前沿推进重点领域数字健康产业发展，立足重大技术突破和重大发展需求，增强产业链关键环节竞争力，完善重点产业供应链体系，加速产品和服务迭代。加快发展基于数字技术的健康服务，鼓励发展区域检验检查、在线健康咨询、智能慢性病管理等多元化、个性化健康服务，催生一批有特色的数字健康管理服务企业。规范发展第三方机构搭建社会化行业服务平台，完善数字健康产业链、供应链和创新链，打造创新发展的数字健康产业生态。加快培育健康医疗数据要素市场，推动大数据在精准医疗、辅助决策、健康管理、药物研发、医疗保险等方面产业化、规模化应用。构建数字健康科技创新体系，做大做强卫生健康软件产业，增强高性能医疗器械生产装备、医用材料的自主可控能力和国际竞争力，努力将数字健康产业打造成新的经济增长点。

（五）聚焦高效能治理，提升数字健康应用新水平。深入开展数字健康政策、数据综合治理等领域的研究，构建部门协同、资源优化、防治结合、平战一体的运行机制，以服务管理、效率提升、功能完善为导向，感知社会态势、畅通信息渠道、辅助科学决策，提升治理能力的现代化水平。推进政务管理服务电子化、自动化、无纸化，破除体制障碍，打破信息壁垒，逐步实现居民电子健康码、医保结算码、金融支付码等多码融合、业务通办，解决人民群众办事难、办事慢、办事繁问题。建立全方位、多层次、立体化监管体系，逐步实现医疗就诊记录、费用清单、电子处方、电子病历、医疗费用结算记录等有效监管，不断提升数字健康服务能力和监管水平。坚持安全发展、协同共进的原则，积极探索国际交流合作的新模式，促进数字健康在发展中规范、在规范中发展，不断提升我国数字健康的产业核心竞争力和国际影响力。

深入学习贯彻习近平法治思想
不断巩固和完善卫生健康法治体系

国家卫生健康委员会法规司

一、构建系统完备的卫生健康法律体系

我国卫生健康立法工作始终秉持"以民为本、立法为民"的理念，卫生健康法律法规不断完善，形成了以相关法律为核心，以行政法规、部门规章和地方性法规为主体，与相关法律法规相衔接的卫生健康法律法规体系，即以《基本医疗卫生与健康促进法》为基础和统领，由 15 部法律、35 部行政法规及 80 余部部门规章共同构成的卫生健康法律法规体系，内容覆盖公共卫生、医疗健康、职业病防治、食品药品安全、人口与计划生育等多个领域，卫生健康工作基本实现了有法可依、有章可循。

《基本医疗卫生与健康促进法》是我国卫生健康领域第一部基础性、综合性的法律，明确了国家建立基本医疗卫生制度，建立健全医疗卫生服务体系，为实现全方位全周期维护人民健康提供法治基础。《医师法》坚持人民至上、生命至上，保护人民健康，规范医师执业行为，不断完善医师队伍建设与管理法律制度。《中华人民共和国疫苗管理法》《药品管理法》回应社会关切，解决焦

点问题，在法律层面完善了疫苗研制、生产、流通、预防接种方面制度规范，为坚决守住公共卫生安全底线、维护人民群众身体健康提供了有力法律武器。《人口与计划生育法》立足促进人口长期均衡发展，运用法治方式保障人口发展战略目标顺利实现，在法治轨道上统筹推进三孩生育政策及配套支持措施。《中医药法》对中医药服务、保护与发展、人才培养、科学研究及传承与文化传播进行了法律规定，填补了我国医药卫生领域法律空白。开展《传染病防治法》的修订和《突发公共卫生事件应对法》制定工作，为保障人民群众生命安全和身体健康、防范化解重大公共卫生安全风险提供法治保障。《医疗纠纷预防和处理条例》平衡医患双方的权利和义务，维护双方的合法权益，从源头预防和减少纠纷。我们还积极推动《医疗机构管理条例》《护士条例》《职业卫生技术服务机构管理办法》《职业病诊断与鉴定管理办法》《母婴保健专项技术服务许可及人员资格管理办法》等多部行政法规规章的制修订工作，以立法落实"放管服"改革工作要求。卫生健康法律法规体系对进一步以法治方式推进健康中国建设，推进卫生健康事业高质量发展具有重要意义。

二、加快标准制修订

标准是经济活动和社会发展的技术支撑，是国家基础性制度的重要方面。标准化在推进国家治理体系和治理能力现代化中发挥着基础性、引领性作用。"十四五"时期，立足新发展阶段、贯彻新发展理念、构建新发展格局、推动高质量发展，对卫生健康标准化工作提出新的需求。全面推进健康中国建设、实施积极应对人口老龄化国家战略、统筹推进常态化疫情防控和经济社会发展，需要切实发挥标准的引领、规范、支撑、保障、联通作用，以严标准守住安全底线，以高标准提升质量水平，为人民群众提供全方位全周期健康服务。

为贯彻落实《中华人民共和国标准化法》《"健康中国 2030"规划纲要》《国家标准化发展纲要》和党中央、国务院决策部署，做好"十四五"时期卫生健康标准化工作，国家卫生健康委员会于 2022 年 1 月印发了《"十四五"卫生健康标准化工作规划》，将完善医疗卫生技术标准体系、加快新业态标准制定作为重点领域。

（一）**加快完善医疗卫生技术标准体系**。"十四五"时期，将加快完善医疗卫生技术标准体系，以标准化引领医疗卫生服务高质量发展。完善医疗卫生服务标准体系，以标准化推动优质医疗资源扩容下沉、均衡布局，加强县级医院设施设备标准化建设。以标准化提升医院管理科学化、规范化、精细化水平。持续改进医疗质量标准，提高不同地区、不同医院医疗服务同质化水平。加强基层医疗卫生机构标准化建设，提升基层医疗卫生服务标准化水平，提高基层防治结合和健康管理能力。制定日间服务标准、多学科联合诊疗标准，推进医疗服务模式创新。加强医院信息标准制定，助力远程医疗、智慧医院建设。统一临床检验标准，推动检验结果互认。推动护理同质化发展。强化医院感染控制、血液安全标准化建设，保障医疗安全。推广院前医疗急救标准化模式，提升院前医疗急救服务能力。规范药品供应使用管理，制定药学标准、药品应用编码标准、药品临床综合评价指南规范。制定常见疾病转诊标准，促进分级诊疗开展。探索推进医疗卫生机构人类生物样本技术标准制定。

（二）加快新业态标准制定。"十四五"时期，将以标准化支撑卫生健康事业创新发展。针对卫生健康领域新技术、新产品、新服务及时跟进相关标准研制，满足互联网健康服务、健身休闲、健康管理、智慧健康产品及服务、健康医疗旅游等新兴业态对标准的需求。健全卫生健康信息标准体系，完善基础类、数据类、应用类、技术类、管理类、安全与隐私类等6类信息标准的制定，聚焦以居民电子健康档案为核心的区域全民健康信息化和以电子病历为核心的医院信息化等两大重点业务标准。推进互联网、大数据、人工智能、区块链、第五代移动通信（5G）、物联网、IPv6（互联网协议第6版）等新兴信息技术与卫生健康行业融合性标准的供给。加强卫生健康信息标准应用效果评价，促进信息共享互认和互联互通。以国家医疗健康信息互联互通标准化成熟度测评为抓手，对区域和医疗机构信息化建设整体水平进行测评。

三、加强普法宣传

全民普法是全面依法治国的长期基础性工作。卫生健康法治宣传教育工作坚持以习近平新时代中国特色社会主义思想为指导，以习近平法治思想为引领。根据十三届全国人大常委会《关于开展第八个五年法治宣传教育的决议》和中共中央、国务院转发的《中央宣传部、司法部关于开展法治宣传教育的第八个五年规划（2021—2025年）》，国家卫生健康委员会立足新发展阶段，贯彻新发展理念，结合卫生健康系统特点，制定印发了《卫生健康系统法治宣传教育第八个五年规划（2021—2025年）》，为做好卫生健康系统法治宣传教育工作指明了方向，提供了遵循。

（一）突出普法的时代特征。要深入学习贯彻习近平法治思想，把习近平法治思想贯彻到卫生健康系统"八五"普法工作全过程，贯彻落实《法治中国建设规划（2020—2025年）》《法治社会建设实施纲要（2020—2025年）》《法治政府建设实施纲要（2021—2025年）》，聚焦"十四五"卫生健康发展目标任务，扎实有效开展新时代法治宣传教育，在全社会营造尊法学法守法用法的良好氛围。

（二）充分适应普法的新要求。党政主要负责人要切实履行推进法治建设第一责任人职责，推动"谁执法谁普法"普法责任制、完善国家工作人员学法用法等制度落地落实，加强党内法规学习宣传，推行法律顾问制度和公职公司律师制度，推动国家工作人员旁听庭审活动常态化制度化。

（三）突出普法对疫情防控的保障性作用。将《传染病防治法》等疫情防控与公共卫生安全法律法规作为普法的重点内容，强调大力开展公共卫生安全、传染病防治、突发公共卫生事件应急管理等方面法治宣传教育，推动全社会在疫情防控等状态下依法行动，不断提高群众依法防控意识，引导群众科学防疫。

（四）**强化医疗卫生机构普法**。加强医疗卫生机构法治建设，持续提升医疗卫生机构人员法治素养，是践行全面依法治国的内在要求，也是医疗卫生事业健康发展的重要保障。医疗卫生机构主要负责人要切实履行推进法治建设第一责任人的职责，加强医疗卫生人员法治教育，适应不同岗位特点有针对性地开展普法等内容。

四、持续深化卫生健康领域"放管服"改革

"十三五"以来，特别是党的十九大以来，全国卫生健康系统认真贯彻落实党中央、国务院决策部署，持续加大卫生健康领域"放管服"改革力度，改革成果不断惠及广大群众。

（一）**深化行政审批制度改革**。2016年以来，委本级行政许可事项取消4项，中央指定地方实施行政许可事项取消12项、下放2项。落实鼓励社会力量办医政策，对社会办医区域总量和空间布局不作规划限制，明确营利性医疗机构床位数由投资主体自主决定，对社会办医配置乙类大型医用设备全面实施告知承诺制，取消床位规模要求。在卫生健康领域全面落实许可事项清单管理制度，制定行政许可实施规范、办事指南、监管规则和标准，实现许可事项清单依法动态管理，严防清单之外实施行政许可，规范行政许可权力运行。协调推进卫生健康领域以"放管服"改

革服务"六稳""六保"大局，支持推动首批营商环境创新试点城市改革和建设高标准市场体系行动，持续优化营商环境。

（二）全面推进"证照分离"改革。在守住健康安全底线基础上，深化卫生健康领域"证照分离"改革。制定发布医疗、妇幼健康、职业健康、社会办医疗机构大型医用设备配置等领域"证照分离"改革方案，推进 28 项卫生健康涉企经营许可改革事项落地实施。其中，在全国范围内，直接取消审批 5 项，审批改为备案 1 项，实行告知承诺制 2 项；在自贸试验区范围内，审批改为备案 2 项，实行告知承诺制 2 项。

（三）提高服务效能，努力打造便民利企营商环境。强化审批信息共享联动，如期实现 2 批卫生健康高频政务服务事项"跨省通办"，积极推动出生医学证明等"出生一件事"集成化办理。通过下放审批权限、取消初审环节、压缩审批时限、优化审批程序、精减审批材料等方式对 16 项涉企经营许可事项优化准入服务，更好便民利企。密切联系行业实际，持续推动审批服务标准化规范化，加快电子证照应用和信息共享，推动卫生健康领域审批服务事项"减证便民"，促进优化服务由行政审批向政务办事服务和卫生健康服务延伸，增强社会和群众获得感。

加强交流合作

国家卫生健康委员会国际合作司
（港澳台办公室）

《规划》明确了"十四五"期间我国开展卫生健康领域国际交流合作的重点任务，对于推动构建人类卫生健康共同体具有重要意义。

一、"十三五"期间卫生健康国际交流合作主要成就

党的十八大以来，特别是"十三五"以来，我国卫生健康国际交流合作坚持服务外交大局，不断创新合作理念与实践，在促进国内卫生健康改革与发展、稳步提升中国参与全球健康治理能力和影响力，促进健康丝绸之路建设和构建人类命运共同体方面取得明显成效。表现在以下几个方面。

（一）积极开展卫生健康国际交流合作，促进国内医改和健康中国建设事业发展。与世界卫生组织等国际组织合作，持续为中国医改评估、地方改革试点和健康中国建设、落实联合国可持续发展议程健康目标引入新思路、新理念，提供技术支持。与相关国家加强卫生合作交流，推动我国卫生健康事业发展。

（二）深度参与和引领全球健康治理，体现大国责任与担当。主动布局多层次、多主体参与的双多边卫生健康合作机制。加强同国际组织的技术合作交流，增加对国际组织的会费缴纳和捐款，以实际行动支持多边主义。主办第九届全球健康促进大会，多次在国际会议期间举办卫生体系、健康扶贫、疟疾消除、人口与发展等主题边会，宣介中国特色卫生健康发展经验。组团出席卫生健康领域国际会议，积极派出官员、专家参与国际组织和双、多边机制全球健康领域相关活动。提出全球健康促进《上海宣言》、亚太经合组织"促进全民健康覆盖，共享繁荣健康未来"声明。

（三）援外医疗服务国家外交战略，造福受援国百姓。累计向76个国家和地区派出中国医疗队队员3万人次，诊治患者2.9亿人次。落实中非健康卫生行动，推进30个中非对口医院合作机制建设和中非友好医院建设，开展"光明行""爱心行""微笑行"等短期医疗援助。新冠病毒感染疫情发生后，向34个国家派出38批抗疫专家组，指导中国医疗队积极协助受援国防疫抗疫，配合开展"春苗行动"。积极支持非洲疾病预防控制中心建设，实施中非公共卫生项目，推动构建中非卫生健康共同体。

（四）在"一国两制"和促进两岸和平发展方针指导下，不断扩大内地/大陆与港澳台地区卫生互利互惠合作。完善与香港、澳门特别行政区卫生行政高层联席会议机制，持续为港澳台学生或医师到内地/大陆读书、就业、执业、办医、交流等提供便利。积极推动粤港澳大湾区卫生健康合作，在传染病防控、卫生应急、医学科研、人才培养、建设国际化医院等领域实施合作项目，推动大湾区优质医疗卫生资源紧密合作。

二、国际交流合作面临的形势

（一）卫生健康议题在全球治理中重要性凸显。当前,百年变局和世纪疫情交织对全球的政治经济社会等诸多方面都带来了深刻的变化,推动各国将维护全球卫生安全、促进全球卫生发展纳入全球治理的优先议题,并形成国际合作的集体共识。卫生健康合作已经成为元首外交和全球治理的重要内容。

（二）卫生健康国际交流合作面临新机遇。中国以实际行动践行人类卫生健康共同体理念,得到国际社会的高度认可。我们实施健康中国战略,坚持人民至上、生命至上,取得全国抗疫斗争重大战略成果,同时统筹推进疫情防控和经济社会发展。许多国家期望学习借鉴中国经验,同我深化抗疫和卫生健康合作。

三、"十四五"期间加强卫生健康国际交流合作的主要任务和举措

（一）践行真正的多边主义,推进全球卫生健康合作。持续与世界卫生组织等国际组织开展有效合作,为健康中国建设、落实全球发展倡议、促进联合国 2030 年可持续发展议程健康目标如期实现提供支持。积极组织参加世界卫生大会、联合国人口

与发展委员会等重要理事会议和金砖、二十国集团、上海合作组织、亚太经合组织等机制会议，推动更多国内专家参与国际技术规范、指南和标准制定，积极分享中国卫生健康发展经验与做法。

（二）完善双边和区域政策对话与协作机制，推进健康丝绸之路建设。通过线上线下多种方式，与各国卫生部门开展多层次、多渠道对口交流合作，及时新签或续签卫生健康合作协议。充分利用中俄人文合作委员会、中德政府磋商等国家高层战略对话机制，中国—东盟、中日韩、大湄公河次区域经济合作机制，中亚区域经济合作机制等区域合作机制，推动将卫生健康议题纳入国家外交和领导人重大外事活动成果文件并积极落实，推进健康丝绸之路建设，增进各国民众健康福祉。

（三）做好医疗队工作，进一步推动卫生援外蓬勃发展。认真落实习近平总书记提出的全球发展倡议和中非"卫生健康工程"等重大卫生援外举措，完善 30 个中非对口医院合作机制建设。加强和改进援外医疗队工作，举办中国医疗队派遣 60 周年纪念活动。继续实施"光明行"等义诊活动，探索创新卫生援外形式，加强卫生援外人才培养，开展中非公共卫生合作，助力构建中非卫生健康共同体。

（四）深化融合，促进海峡两岸及港澳地区卫生健康交流合作。落实中央对港澳台工作总体部署。落实与港澳签署的卫生健康合作安排，支持港澳融入国家卫生发展大局。发挥港澳独特优势，共同参与全球健康治理。推进北京协和医院澳门医学中心和护理人才培养项目。继续邀请港澳台医护界团体和青年医学生等来访内地/大陆。积极同台湾同胞分享大陆医疗卫生改革发展机遇,进一步深化两岸卫生健康融合发展。

(五)多措并举,加强全球卫生人才队伍建设。在全球卫生领域着力培育一批政治坚定、专业过硬、熟练运用外语、通晓国际规则的全球卫生专业人才。

52检